コロナに挑んだ医師

ふじみの救急病院　名誉院長
鹿野　晃
Kano Akira

発行・日刊現代　発売・講談社

はじめに

「世界を治す医師になる」

これは、私が抱いている夢です。やんちゃな少年時代から海外放浪、救急医としてのキャリアを経て、夢は形を変えながらも常に私の原動力であり続けました。そして、新型コロナウイルスという未曽有の危機に直面したとき、その夢が実現に向けて大きく前進する機会が訪れたのです。

本書は、パンデミックの最前線で奮闘した「ふじみの救急病院」の記録であると同時に、医療の枠を超えて挑戦し続ける型破りな一人の医師の軌跡でもあります。

プレハブ病床やドライブスルーＰＣＲ検査など、常識にとらわれない発想で危機に立ち向かい、時に物議を醸しながらも真摯に情報発信を続けた日々。そこには、既存の枠組みを打ち破り、新たな可能性に挑戦し続けるという強い思いがありました。

医療は社会のあらゆる側面と密接に結びついています。だからこそ、私たち医療者には、**目の前の患者を救うだけでなく、社会全体の健康を追求する必要があります。**それは、予防医学の推進や健康教育の普及、さらには医療格差の解消や地域医療の充実など多岐にわたります。

コロナパンデミックで明らかになったように、医療は国家の危機管理にも直結します。感染症対策はもちろん、災害時の医療体制整備、さらには未来の危機に備えた医療システムの構築まで、私たち医療者の視野と責任は広がり続けています。

世界規模の危機に直面したとき、医療は社会にどのような影響を与えるのか。そして、一個人である医師の行動が、どのように医療現場を変えうるのか。私は常に、これらの問いと向き合ってきました。

危機は私たちに困難をもたらしますが、同時に新たな可能性も示してくれます。

この本を通して、「医療とは何か」「危機に直面したとき、私たちは何をすべきか、そして何ができるのか」「未来の医療、そして社会はどうあるべきか」という根本的な問いについて、皆さまもぜひ思いを巡らせていただければと思います。

私の挑戦はまだ道半ばです。「世界を治す医師」という壮大な目標に向かって、今もなお歩み続けています。

本書が読者の皆さまに、医療の現場やそこで働く人々の思いについて新たな視座を提供し、お一人おひとりの人生に何かしらの気づきや刺激をもたらすことができれば、これ以上の喜びはありません。

目次

第3部 地域と共に歩む医療～理想の未来をつくる～……155

第1部

コロナ禍に起きた真実

～ふじみの救急病院24時～

第1章

危機——予期せぬパンデミックの到来

未知なるウイルスとの出会い

事の始まりは、２０１９年12月、中国湖北省武漢市で「原因となる病原体が特定されない肺炎患者」が急増したことだった。武漢市の海鮮市場に関連した症例が多かったが、感染経路などは不明のまま新しい年を迎えた。

２０２０年1月9日、ＷＨＯ（世界保健機関）は武漢市に入院中の肺炎患者の検体から、遺伝子配列解析により新種のコロナウイルスが同定されたと発表。同月16日には**日本国内で初の新型コロナウイルス感染症（以下、新型コロナ）の患者が確認**された。

同年2月3日、ある衝撃的なニュースが報道される。横浜港に帰港したクルーズ船「ダイヤモンド・プリンセス号」で、乗員乗客の感染が相次いで判明したのだ。船内はパニックとなり、乗客たちは2週間以上にわたり、狭い船室に隔離される事態となった。

そして、乗船していた３７１１人のうち７１２人が感染し、14人が命を落とした。

世界中が注目し、さまざまな議論が繰り広げられたニュースではあったが、横浜で起こった客船内での出来事に、私も含め多くの人はまだこの出来事を「対岸の火事」と捉えていた。まさかこのウイルスが3年以上にわたって世界中を混乱に陥れるとは、誰も想像していなかったのだ。

しかし、**他人事だという認識は長くは続かなかった。**２月中旬にはすでに東京・千葉・和歌山と全国各地でちらほらと陽性者が確認されるようになっていた。コロナ禍は予想以上の速さで私たちの身近に迫っていたのだ。

私はこの時点で、「コロナが自分の地域にやって来るのは時間の問題だ」と感じていた。新型コロナの患者が出たら、自分のクリニックでしっかり診ようと心の準備を整え始めていたのだ。

とはいえ、私は２０１８年11月に「ふじみの救急クリニック」を開院したばかりで、日々の診療に追われていた。埼玉の田舎にある小さな町のクリニックだ。新型コロナに関しては、**小規模な診療所が対応するより、近隣の大きな病院に一任するほうがよいのではないか**という思いもあった。

「もし、コロナの患者さんが自分の病院に来たら診察しますか？」

「いや、パンデミックにまでなったら考えるけど、基本は対応しませんよね」

周囲の大病院の医師たちは、「なるべくなら関わりたくない」という受け身の姿勢だった。まだ他人事のように捉えている空気が漂う中、私は決意を固めた。

「それなら私が診る。全力を尽くさなければ――」

小さなクリニックの院長である私にできることは限られているかもしれない。それでも、目の前の患者を救うために、自分にできることを精一杯やろうと思った。

異変の兆し

日々の診察の中で、異様な肺炎のＣＴ画像が目に付くようになった。これまで目にしたこともないような気持ちの悪いすりガラス状の影が肺の外側に見える。

「なんだ、これは……」

何度も診てきた普通の肺炎とは明らかに違う異常な所見だった。

当時、新型コロナの検出に最も精度が高いとされるPCR検査は、受けるための基準が非常に厳しく設定されていた。37・5度以上の発熱が4日以上続いた場合に初めて保健所に申請できる。たとえ医師が検査の必要性を判断しても、基準を満たしていなければ検査は認められない。

しかし、これらの基準は必ずしも医学的な根拠に基づいているわけではなかった。医療現場の判断よりも、行政の決めた基準が優先されてしまうという歯がゆい状況だったのだ。

発熱や呼吸器症状がある患者を診察する際、インフルエンザや肺炎球菌、レジオネラ、アデノウイルス、マイコプラズマ、RSウイルスなど肺炎を起こすウイルスを鑑別するさまざまな検査を行うケースが増えてきた。ここで、すべての検査で陰性となるケースが出てくるようになった。

本当は新型コロナの可能性が高いのに、PCR検査を受けられないがゆえに、早期の確定診断ができない。海外渡航歴や接触歴がない患者さえ、重症例は出始めていた。

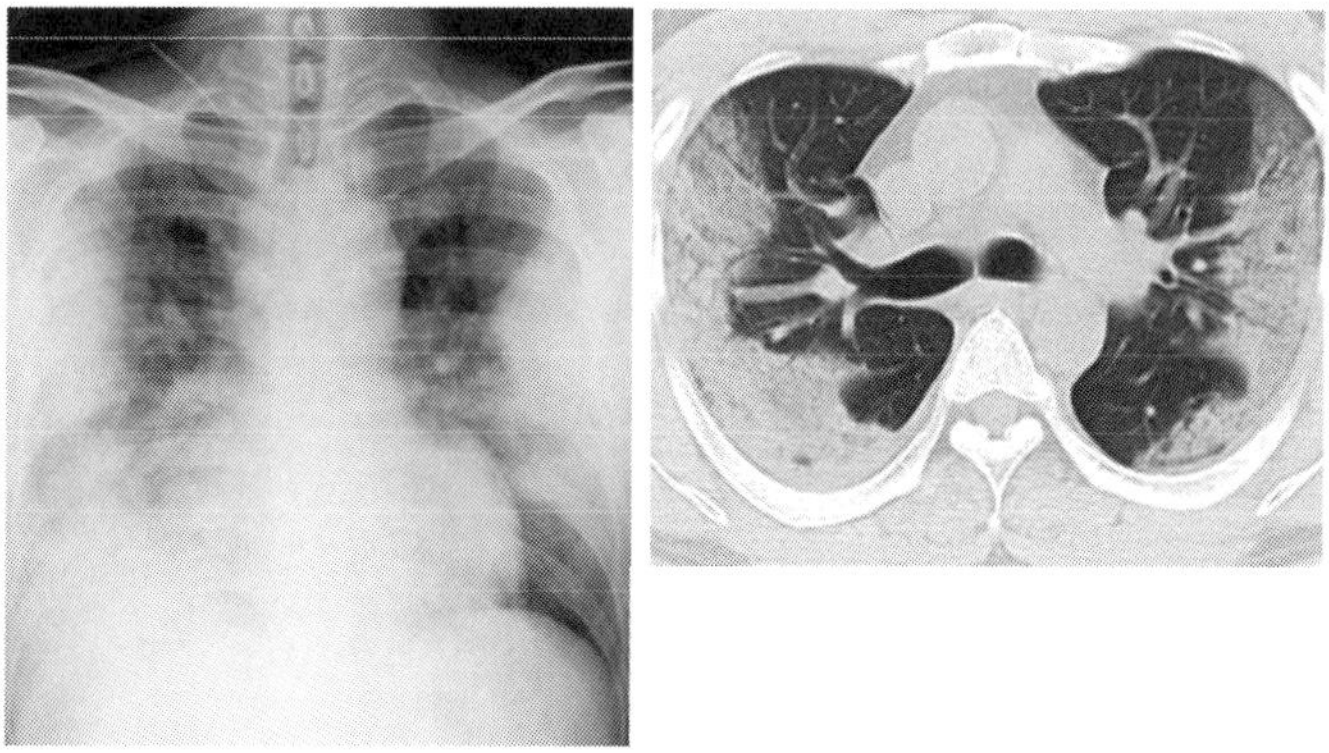

40代男性（2020年４月入院：重症）

「コロナを鑑別しないとダメだ……」

そこで私は、管轄の保健所に頼み込んで検体を提出した。当時は検査の度に保健所の職員が喀痰の検体を回収し、県の検査機関で細々とＰＣＲ検査を実施していた。結果が出るのは、数日後だ。しばらくはそんな状況が続いた。

地域に広がる不安と混乱

埼玉県でも新型コロナが1件2件と報告され始めた頃、ついに近所で感染者が確認された。それは当クリニックのすぐそばにある大型スーパーの店員で、渋谷のライブハウスに行った後に発症したようだ。

「ついに、ふじみ野でコロナが出た！」

ニュースで取り上げられたこともあり、地元は大騒ぎになった。感染者が勤務していたスーパーは一時閉鎖。大がかりな消毒作業が行われた。

スーパーでの感染例の報道を受け、地域の人々も「ついにコロナが身近に迫ってきた」とひしひしと感じるようになった。それまでは、**テレビや新聞で見聞きする他人事のように感**

じていたウイルスが、今や自分たちの生活圏内に侵入してきたのである。

私は発熱や呼吸器症状を訴える患者の診療に携わっているため、今後の対応に頭を悩ませた。これまで通り発熱患者を診療すべきか、それともコロナ患者には関わらないよう診療を拒否するべきか、これにはクリニック内でも意見が割れた。

当時、**新型コロナに関する情報は限られており、感染力の強さや重症化のリスクには不明な点も多かった**。そんな中、海外では新型コロナに感染した医療従事者が命を落とすという悲しい報告も相次いだのだ。

中国・武漢市では、若い眼科医が新型コロナの存在を早期に警告した後、自らが感染して亡くなるという痛ましい出来事があった。

この事例は、医療従事者が自らの命を賭して感染症と闘っている現状を明らかにし、さらに、若い世代でも感染して死亡するケースがあることを示した。病院スタッフの間でも未知のウイルスに対する不安は広がるばかりだった。

医療従事者は患者の命を救うために全力を尽くす一方で、自身や家族、周りへの感染リスクと常に隣り合わせだ。小さな子どもや高齢の親を持つスタッフからは、「怖い」という意見も多かった。

これまでインフルエンザ患者に対しては、特別な防御措置を取ることはあまりなかった。医師や看護師がマスクを着用するのは、患者の咳が激しいときくらいで、それ以外は無防備の状態で診療にあたることもある。患者に発熱症状があっても、簡単な検査で「インフルエンザAですね、Bですね」とタイプを特定できれば十分なので、特別な感染防止策は必要なかったのだ。

しかし新型コロナに対しては、そうはいかない。**非常に感染力が高く、重症化リスクも高い**ため、医療従事者の感染防止には、N95のような高性能な医療用マスクが必要となる。このマスクには着用時に呼吸が非常に苦しくなるという欠点があるため、これまでは結核患者を診る際にまれに使用する程度で、日常的な着用には適していなかった。

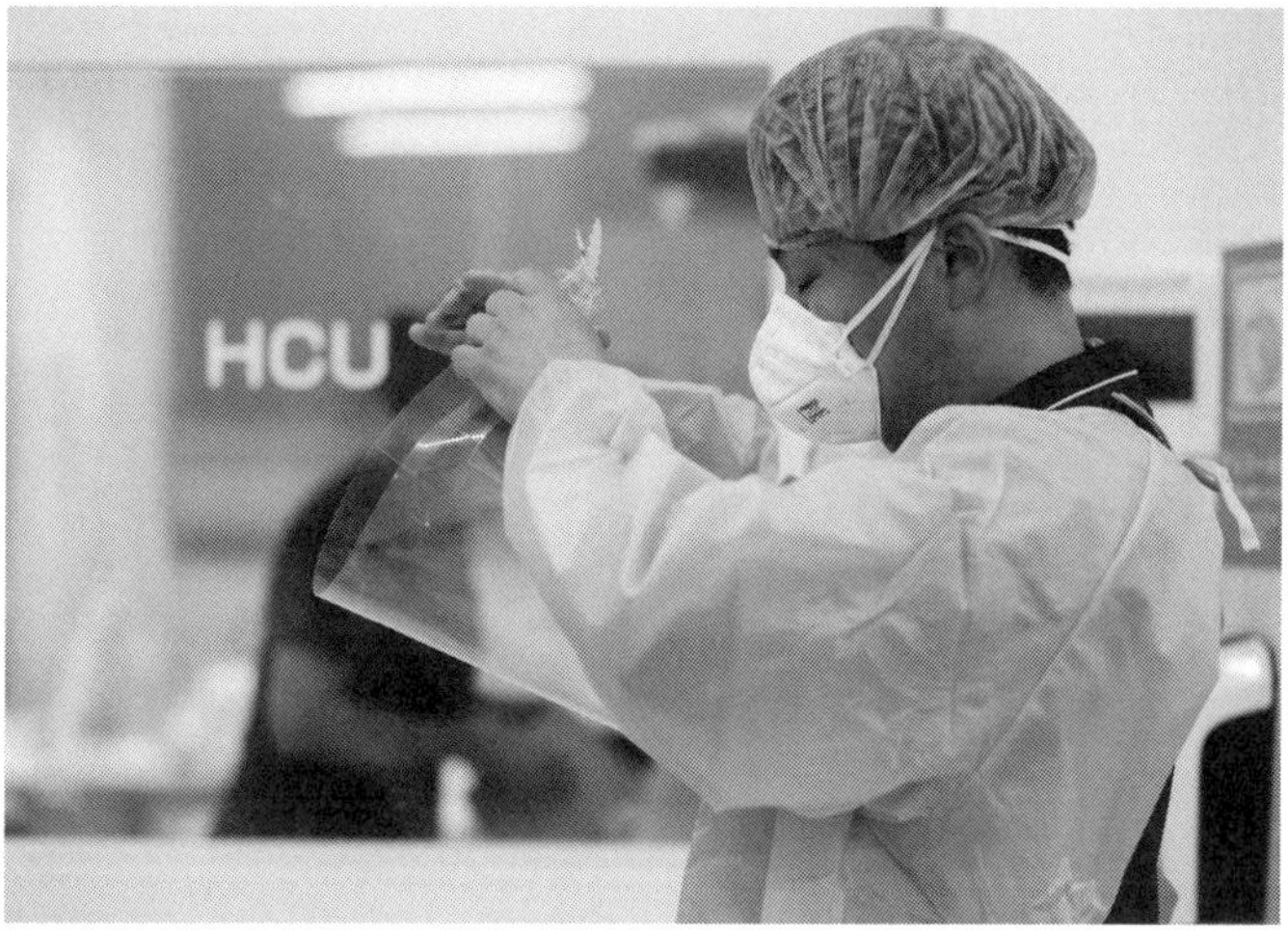

加えて、これまで着たこともない白や青の全身を覆う防護服。映画の『バイオハザード』にでも出てきそうだ。しかしコロナ患者に対しては、それくらい完全に防御しないと危ないのではないかという声があった。

院内でコロナ患者の受け入れに対する不安の声が上がる中、**私自身はこの事態から「逃げる」という選択肢は全くなかった。**

それでは医師となった原点、「社会を治したい」という私の動機そのものを裏切ることになるからだ。私が医師になった理由と経緯については第２部で詳しく述べたいと思う。

コロナ患者の受け入れ

目の前に苦しんでいる患者がいる。

重篤な肺炎で呼吸困難に苦しむ患者が、私の診察を待っている。

その人から逃げ出して、「うちでは診られません。別の病院へ行ってください」などとは言いたくなかった。

患者を見捨てるわけにはいかない。今、断ったところで、いずれ診療せざるを得なくなるのは目に見えていた。

このとき、すでに県内の大きな病院は、軒並みコロナ患者の受け入れを拒否していた。全国的にも、病院側が積極的に受け入れる雰囲気は全くなかった。**院内感染が起これば病院の存続そのものが危ぶまれる危機感があったから**だろう。

そんな状況下、一体、誰がコロナ患者を診るのだろう。

「ふじみの救急クリニック」は、日頃からインフルエンザやアデノウイルス、ＲＳウイルスなど、さまざまな感染症の患者を診てきた。季節を問わず流行する感染症に対応することは、私たちにとって珍しいことではない。

また、軽症から重症までの幅広い救急患者の治療経験も豊富だ。

当時の風潮では、**コロナ患者を引き受ければ、一般の患者が敬遠することは明らかだった。**それでも、地域医療を守ることは私の社会的使命だと強く感じていた。この決断を即座に下せるのも、私たちのクリニックをおいて他になかった。

コロナ患者の受け入れには、スタッフの理解と協力が不可欠だ。未知のウイルスへの恐れから、患者の受け入れに不安を感じるスタッフもいる。まずは全体で勉強会や研修を行い、感染対策についての理解を深める必要があった。

ＹｏｕＴｕｂｅなどを活用し、接触感染や飛沫感染、空気感染など、さまざまな感染経路への対策を学んだ。最新の情報を収集して感染防御研修を行い、適切な防護具（ＰＰＥ）の着用方法なども指導した。

医療従事者が感染すれば、病院の機能が低下し、患者の治療にも支障をきたす。**スタッフ一人ひとりが感染防御を徹底することが、患者と医療従事者双方の安全につながる**のだ。

院内の感染防護体制を万全に整えた上で、発熱患者の診療を継続する決意をスタッフに示した。**新型コロナに感染した患者であろうと、単なる風邪の患者であろうと、一人として見捨てるつもりはない。**医師としての使命と責任を胸に、できる限りの治療を行う覚悟を伝えた。

患者の命を救うことと同じくらい、スタッフの安全確保にも全力で取り組んだ。感染リスクの高いコロナ患者の対応は主に看護師と医師が行うことにした。事務スタッフには、患者との接触が少ない業務に専念してもらった。

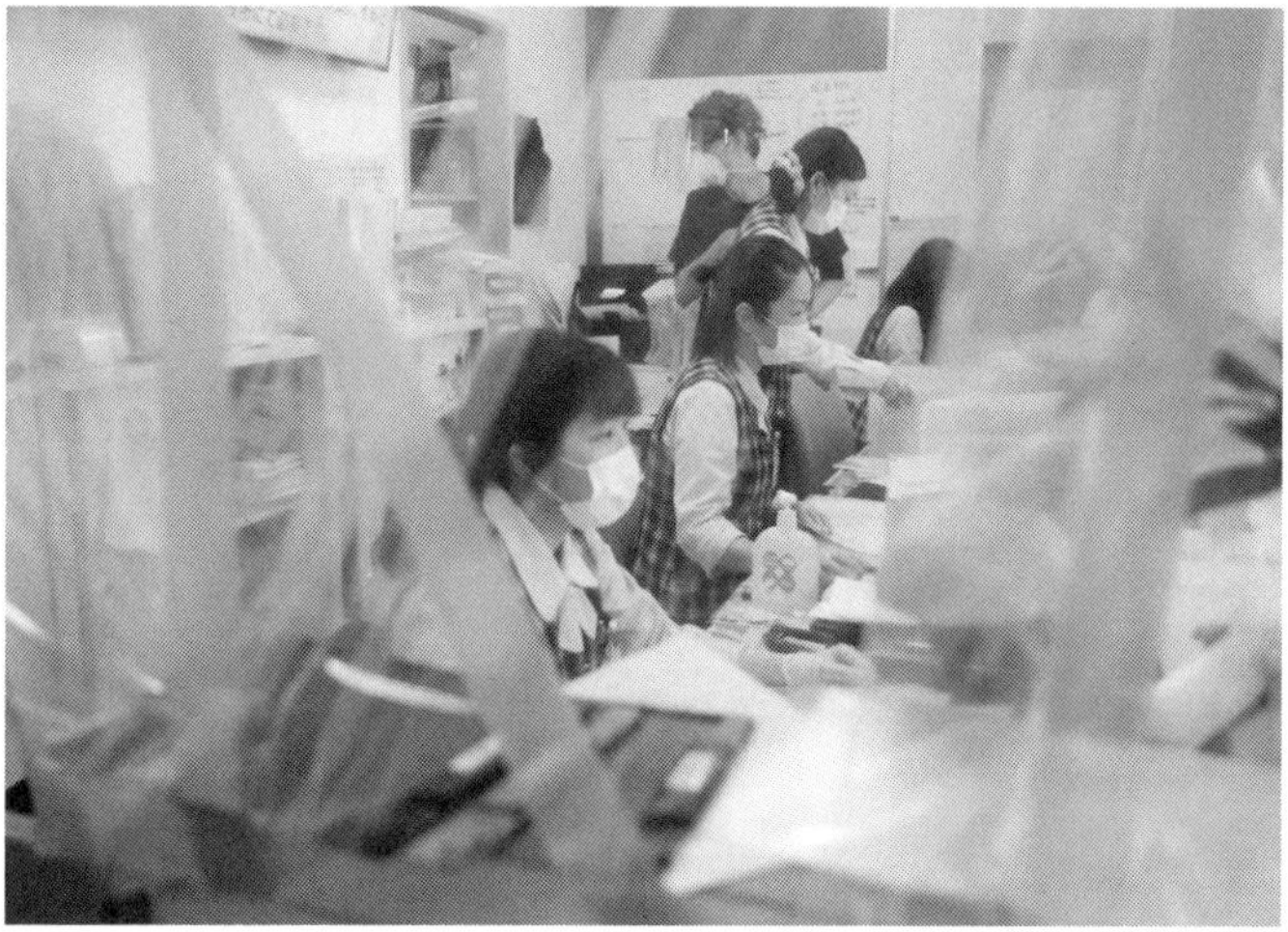

具体的には、受付業務は在籍している救急救命士が担当し、重症度に応じて治療の優先度を決めるトリアージを行った。事務スタッフを前線に置かないよう配慮し、会計業務などは奥のスペースで行い、患者との直接の接触を最小限に抑えた。

こうした対策により、事務スタッフからは「これなら、大丈夫かもしれない」という前向きな声が聞かれるようになった。スタッフ一人ひとりの理解と協力があってこそ、コロナ患者の受け入れという難しい決断を下せたのだ。皆が一丸となって、この未曾有の危機に立ち向かう覚悟を固めた。

やまない風評被害

コロナ患者の受け入れを決断したことで、新たな問題が浮上した。子育て中の職員から、保育園などで差別やレッテルを貼られることを懸念する声が上がったのだ。

皆、「ふじみの救急クリニックで診た患者が新型コロナに感染していたら、そこの職員もコロナにかかっているのではないか」という風評被害を恐れていた。

残念ながら、こうした風評被害は現実のものとなってしまった。

「ふじみの救急クリニック」のスタッフの子どもだからという理由で、保育園から登園を断られるケースが出てきたのだ。休職するわけにもいかず、とはいえ、まだ幼い子どもを一人で留守番させるわけにもいかない。

「コロナ患者を受け入れた病院で働いている」というだけで、わが子が保育園に通えなくなるなんて、あまりにも理不尽だ。

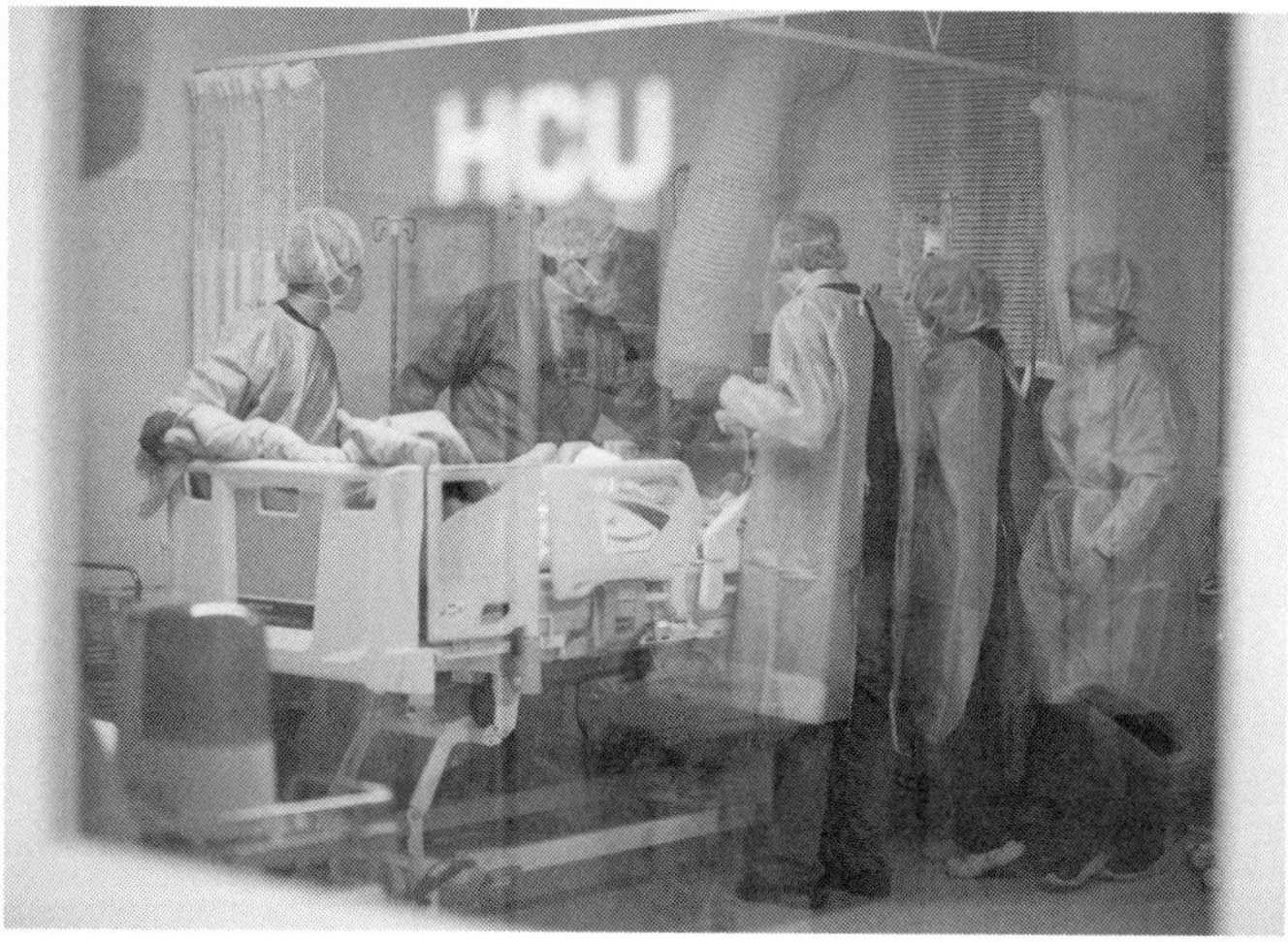

　また、ふじみ野駅からクリニック前まではバスが運行していたのだが、バス会社から「ふじみの救急クリニックを受診される方は、乗車をお控えください」という看板が堂々と掲げられるという信じがたい出来事も起きた。

　さらには、タクシーでも「ふじみの救急クリニックに行く人はお断り」という乗車拒否も相次いだ。発熱して苦しんでいる患者に、徒歩や自転車で病院へ行けというのか。自家用車がない人にとっては、あまりにも酷ではないか。

　差別的な扱いを受けて、「どこにも子どもを預かってもらえなくなった」と肩を落とし、深く傷ついたスタッフもいる。このような過酷な状況におかれながらも、たくさんのスタッフが献身的に働き続けてくれた。その忍耐と責任感を思うと、私は今でも胸が熱くなる。

帰国者・接触者外来を担う

２０２０年3月下旬、ふじみの救急クリニックにとって一つの転機が訪れた。新型コロナの流行下で、保健所は感染者の追跡や医療機関との連携などの重要な役割を担っていた。このとき、当クリニックの所在地を管轄する保健所の所長から「ぜひ、お会いしたい」との連絡があったのだ。

「ふじみの救急クリニックに、この地区の『帰国者・接触者外来』を担ってほしい」

所長からこう切り出され、正直なところ、私は戸惑いを隠せなかった。

「帰国者・接触者外来」の設置を求められた医療機関は、感染の疑いがある人物と他の患者が接触しないように動線や診察室を分け、必要な検査体制を確保し、さらに医療従事者の感染対策も十分に行うことが求められる。当クリニックはこのとき、すでにコロナ患者の受け入れを行っており、必要な感染対策や検査体制を整えていた。

とはいえ、小規模の診療所がそのような重大な任務を任されることは、まれだと感じていた。

「なぜ、こんな小さなクリニックに依頼されるのでしょう。近くには設備の整った大きな総合病院がいくつもあるではないですか」

私は思わず、そう尋ねた。

「実はもう、全部断られてしまって……。本当に困っているんです。」

所長の返事を聞いて、私の脳裏には、感染リスクを恐れて責任を押し付け合う病院の姿がよぎった。医療者としての使命よりも自らの安全、病院の存続を重視する姿勢に違和感さえ覚えた。

ただ、多くの病床を持つ大病院は、別の病で入院する患者を多数抱えている。院内感染の恐れがある中での判断が難しいのも当然である。それぞれの立場があるのだから、決してそれらの判断を非難するわけではない。

すでにコロナ患者を受け入れている私たちにとって、「帰国者・接触者外来」の指定を受けることにはメリットもあった。**行政から認定されれば、保健所を介さずに自由に民間検査会社へＰＣＲ検査を依頼できるようになる**のだ。診断までのプロセスが大幅に短縮され、煩雑な手続きも不要になる。

「分かりました。うちで引き受けましょう」と私が即答すると、所長の顔に安堵の表情が浮かんだ。

ところが、すぐに新たな懸念が頭をよぎった。

「医師会の承認は取らなくても問題ないのでしょうか」

私の質問に、所長は少し困ったような表情を浮かべながら答えた。

「実は、医師会も慎重な姿勢を示していました。ただ、ふじみの救急クリニックが引き受けるんだったら、それでいいよと言っているんですよ」

この言葉を聞いて、私は決意を固めた。医師会が一任してくれるなら全力で取り組もう。

今でも思う。もしも、うちが断っていたら、この地域は一体誰が引き受けたのだろう。たとえ周りが逃げ出そうとも、最前線で戦い抜こう。**小さな診療所だからこそ、できることもある**はずだ。その信念を胸に、このとき「ふじみの救急クリニック」は新たな一歩を踏み出した。

公表と苦情

当時は、発熱した際に「どこの医療機関を受診すればよいのか」が分からず、途方に暮れる患者がたくさんいた。多くの医療機関で受け入れを断られ、たくさんの人が「コロナ難民」

に陥りかねない状況だったのだ。

それなのに、**「帰国者・接触者外来」を担当する医療機関は原則非公開**とされていた。この場合はむしろ、「堂々と公表するべきではないか」と私は考えた。

通達をよく読み解くと、「同時に複数の患者に対応できる医療機関は、公開しても構わない」と明文化されていた。「原則非公開」とはいっても、別に「隠せ」ということではないのだ。**公開すると患者が集中し、診療に影響が出るなどの理由から非公開とされていた**のである。

「ふじみの救急クリニック」は、もともと救急患者を受け入れる体制が整っているので、24時間、発熱患者を受け入れることができる。私は早速、当クリニックが「帰国者・接触者外来」を担当していることを公表し、地域の発熱患者を積極的に受け入れることにした。

まず、東入間医師会（ふじみ野市、富士見市、三芳町の2市1町から成る）の開業医にファックスで周知し、発熱患者の紹介を受けることにした。地域の開業医が運営するクリニックは、免疫力が低下している患者も多く通院されているため、コロナの疑いのある発熱患者の受け入れを躊躇せざるを得ない状況にあった。来院した発熱患者を追い返すわけにもいかず、頭を悩ませていたのだ。

そこで、コロナ患者の紹介に際しては、電話や紹介状は一切不要とし、「この地区の発熱患者はふじみの救急クリニックに行ってください」と門前で案内してもらうだけで良いことにした。これは、電話対応や紹介状の作成が開業医の負担となることを避けるためだ。

ところが、当クリニックが公開したことに対し「原則非公開」しか知らない行政などから、「公開してはいけないはずだ」といくつも苦情がきた。依頼してきた当地域の保健所からも「公開はやめてほしい」という警告までくる始末だった。

「通達をよく読んでください。原則非公開ですが、同時に複数の患者に対応できる医療機関は公開しても構わないと書いてあります」と私は説明した。先方が確認したところ、本当にそう書かれていたことがわかり、「それならば、公開しても構いません」と了承を得られたのだ。

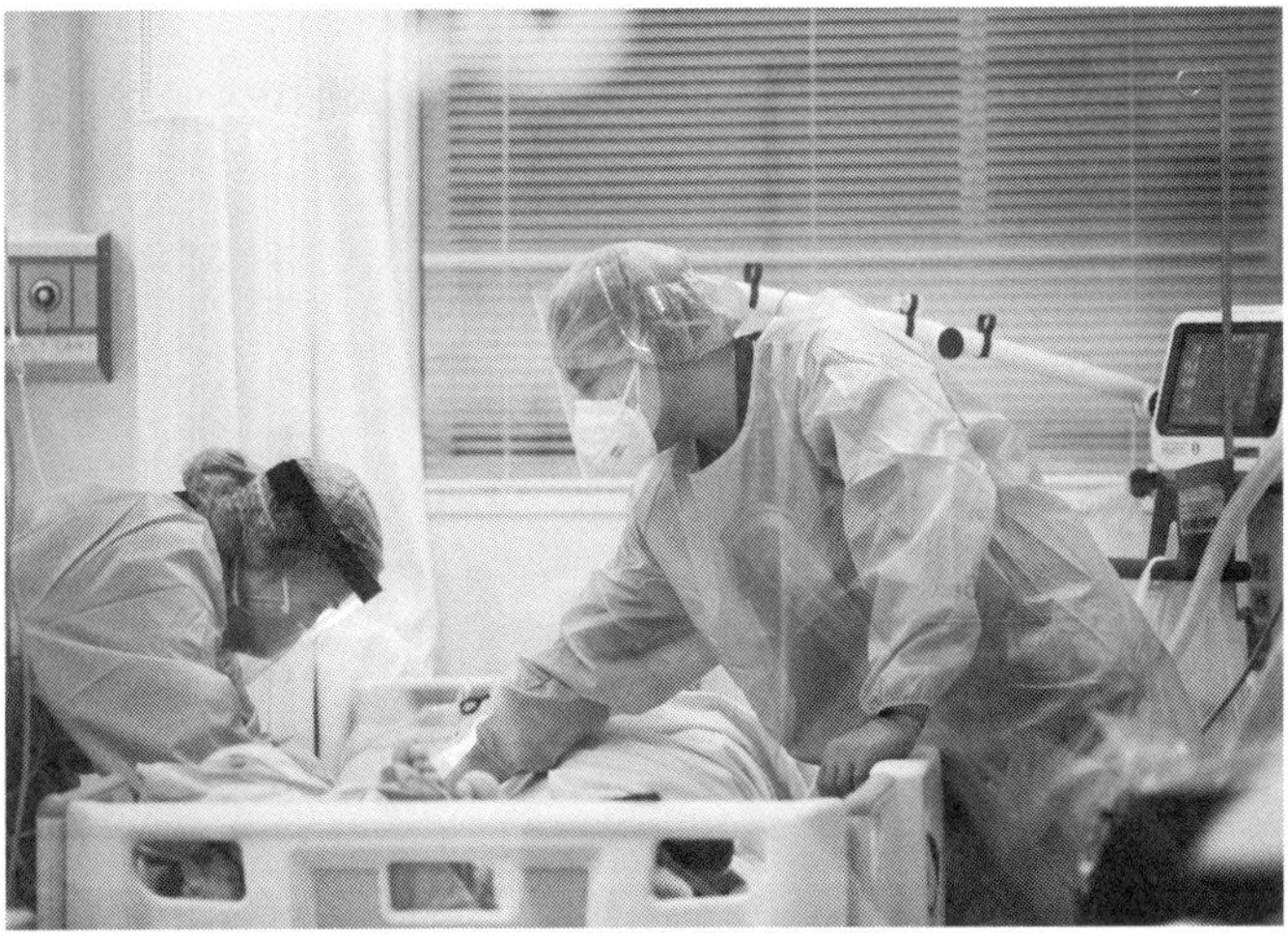

おそらく、当クリニックは「帰国者・接触者外来」であることを公に公開した、初の医療機関だったのではないだろうか。この公開は、**患者や地域住民にとって、必要な医療サービスを受けるための重要な情報源**となった。

「原則非公開」だったからこそ、私たちの取り組みは特別な意味を持ったのかもしれない。同時に、他の医療機関にも、**感染症対策における透明性と情報公開の重要性を示す一つの事例**となったのではないだろうか。

第2章

決断
——全国初の「プレハブ病床」誕生

増築現場のプレハブ小屋

ここで少し、「ふじみの救急クリニック」開業の経緯について触れておきたい。

現在の敷地には、もともと脳外科のクリニックがあった。そこの先生が「還暦を迎え、セカンドライフを楽しみたい」という思いから継承者を探していたのだ。**脳外科クリニックは**

CTやMRIなどの高度な医療機器を備えており、救急クリニックの運営にも適していた。

長年、総合病院の救命救急センターで勤務する中で、私は病院勤務医にできることに限界を感じていた。初期治療後、患者を各診療科へ引き継ぐため、その後の回復過程や退院後の生活を知ることができなかったからだ。

そのため、初期治療だけではなく、退院後の地域での日常生活も含めて支えていきたいと考えていた。そんな折、知人から「救急クリニック」の開業スタイルを聞き、興味を持った。また、この地域は年間約1万人の救急患者がいるが受け入れきれず、そのうち3分の1は地域外に搬送されていた。そこで、脳外科クリニックの継承話をいただき、現在の敷地と建物で開業することを決意したのだ。

来院数は当初想定していた数を大きく超えた。

継承開業から1年近く経った2019年10月には、常勤医師を増やし、4診体制で診療に臨んでいた。そのため、待合室や診察室などのハード面に限界があり、当初の建物では少し手狭だった。そこで工事資金を借り入れ、新型コロナの流行前から増築工事に着手することにした。

工事を進める中で、建築会社が事務所や倉庫用などに使用していた小さなプレハブ小屋が2棟あった。そしてこのプレハブ小屋こそが、のちにその名が知られることになる「プレハブ病床」の一角として活用されることになるのである。

緊急事態宣言

2020年4月7日、**東京、神奈川、埼玉、千葉、大阪、兵庫、福岡の7都府県で史上初の緊急事態宣言が発令**される。9日後の4月16日には対象が全国に拡大され、「生活の維持のためを除く外出の自粛」が求められた。

当クリニックでは密を避けるため、患者の診察は基本的に屋外で行っていた。まるで運動会の本部テントのような青空診察所を、クリニック駐車場の目の前に設営していたのだ。診察所の横には通りがあり、車やバスが頻繁に行き交う。そんな中、パイプ椅子に患者を座らせて診察していた。

強風が吹くとテントが吹き飛ばされ、あやうく事故になりそうなこともあった。2月や3

月は寒さも厳しく、雪の降る日もあった。そうした事情から**何か対策はないか考えていたところ、プレハブ小屋の存在を思い出した。**

同年4月中旬、新棟の増築工事で不要になったプレハブ小屋2棟を建築業者から無償で譲り受け、クレーンで移設。当初は玄関前の敷地内に設置し「発熱外来」を開設した。1棟は受付などに使い、もう1棟は窓を開けて待合室のような形で活用した。

しかし、当時は待合室で複数の人が一緒に待つことを怖がる傾向にあったため、多くの患者は相変わらず屋外のパイプ椅子に並んで座り、順番を待っていた。

ゴールデンウィークが近づいてくると、気温が上昇してかなり暑くなることもある。そうした中、何十人もの患者がパイプ椅子に座って待機していた。診療では感染防御のためにさまざまな措置を講じる必要があり、一人ひとりの対応にも時間がかかってしまう。

炎天下で待っている患者の中には、熱中症で倒れてしまう人もいた。そんな時は、救急救命士がストレッチャーを持ってきて対応にあたることも少なくなかった。

東京新聞の取材

そんな中、東京新聞から「コロナ関連の特集記事」の取材依頼が東入間医師会に入った。コロナ対応については医師会も当クリニックに任せていただいていたこともあり、事務局長から「取材を受けておいてください」と依頼があった。

記事では、**「小さな町の診療所がいち早くPCR検査の体制を整え、24時間対応で検査に奮闘している」**という切り口で紹介された。また、感染リスクを避けるために青空の下で診療を行っている様子や、プレハブ小屋を利用したスタッフの奮闘ぶりなども、写真入りで詳しく伝えられた。

この記事が掲載されたことで、当クリニックの取り組みは大きな注目を集めることになった。

多くの人は「ふじみの救急クリニック」と聞くと、埼玉県ふじみ野市にあると思い込んでしまう。だが実際には、道路１本を挟んで隣接する入間郡三芳町に位置している。入間郡という地名からも、いかにこの地域が田舎であるのかが分かるだろう。**埼玉の片田舎にある小さなクリニックで、国が「特殊な検査だから数もできない」と言って渋っていたＰＣＲ検査を、24時間体制で行っている**という事実が、大きな反響を呼んだ。

「国は嘘つきじゃないのか？」
「ＰＣＲ検査は、やる気になればできるじゃないか！」

こうした声が、全国から上がってきた。田舎の小さなクリニックができることを、国ができないはずがない。多くの人々が、そう感じたのだろう。

当クリニックの24時間体制でのＰＣＲ検査は、コロナ対策における国の姿勢や医療体制の在り方について疑問を投げかける大きなきっかけとなったのである。

２０２０年4月22日の朝刊にこの記事が掲載されてからというもの、状況は一変した。それまで1日20人から30人程度だった患者数が、一挙に10倍の２００人から３００人にまで増加したのだ。さまざまなマスコミから取材依頼の電話も鳴り止まなくなった。まさに取材ラッシュともいえる状態で、対応に追われる日々が続いた。

患者は、関東圏だけでなく、全国各地から訪れた。北海道、栃木、群馬、山口、鹿児島……、中には、車で3日かけてたどり着いたという方もいたほどである。

当時、多くの医療機関は、ＰＣＲ検査実施の公表を控えていた。検査を行っていることが知れ渡ると、風評被害を受けたり、患者が殺到したりするのを恐れていたからだ。

そのため、発熱などの症状があっても、どこで検査を受ければいいのかわからず、たらい回しにされる患者が後を絶たなかった。

当クリニックは前述したように「帰国者・接触者外来」の指定を受けることになった際、すでに地域の開業医の先生たちにＰＣＲ検査を実施していることを公開していた。なので、

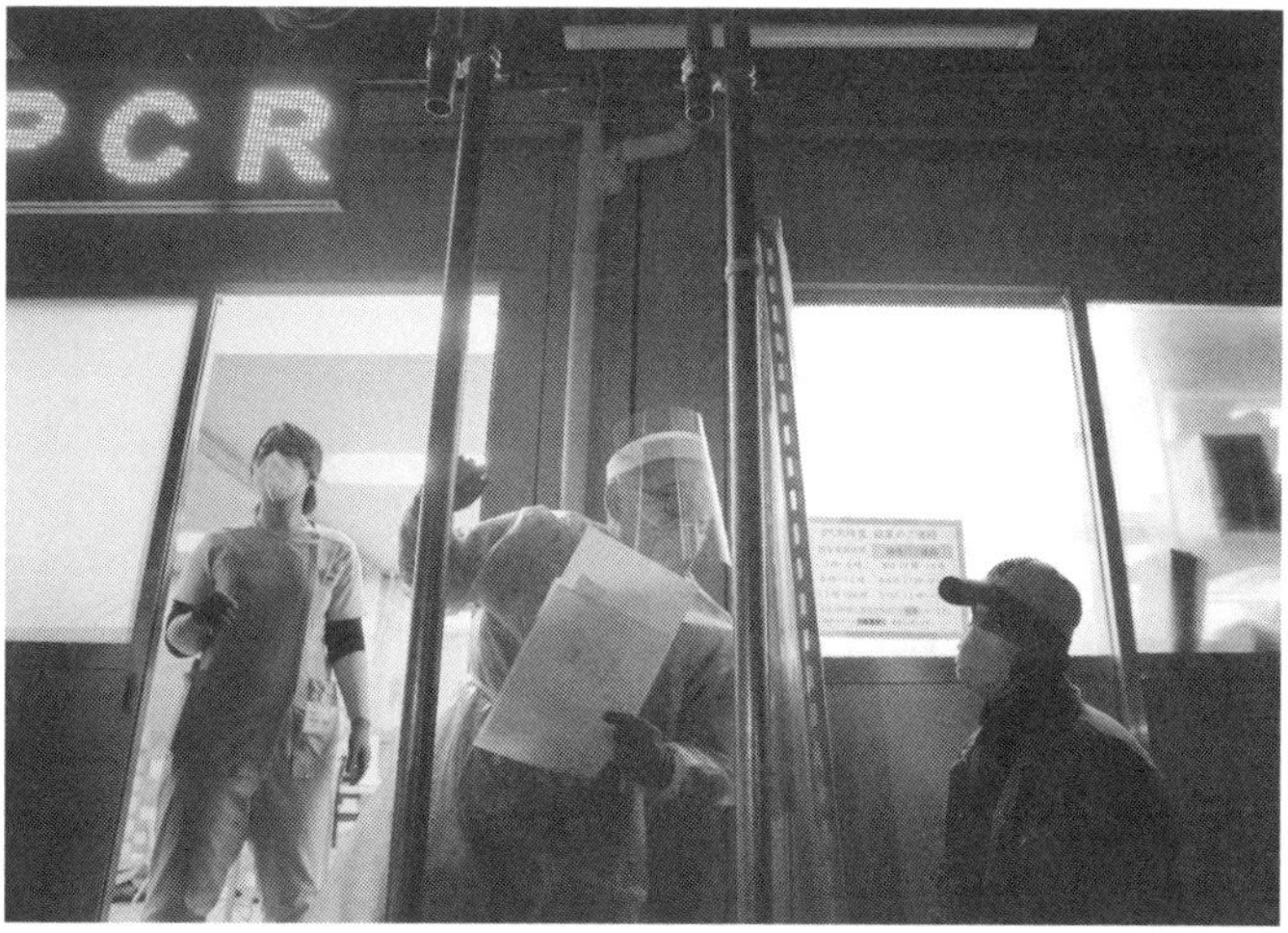

患者数については、記事が出てもさほど変わらないだろうと考えていた。まさか、新聞記事として公開されることで、関東全域、いや日本全国から検査難民が殺到することになるとは、私自身考えてもみなかった。

「ふじみの救急クリニック」の**24時間体制のPCR検査は、感染の不安を抱える多くの人々にとって、まさに切実に求められていたこと**だったのだ。

全国からの支援

当クリニックがコロナ対応に尽力していることが伝わると、当初は足りなかった感染防護具などの支援も得られるようになった。N95マスクも一人1個分しかなく、それを毎日アルコール消毒して使い回していたほどだった。本来は望ましくない方法だが、物資が枯渇していたため、やむを得なかった。

市場からはマスクが消え、消毒液も入手困難になっていた。N95マスクどころか普通のサージカルマスクも手に入らず、手袋やエプロンも不足していた。

そんな中、マスコミを通じて「レインコートでも構わないので送ってほしい」と訴えたところ、多くの方々から支援の手が差し伸べられた。富山県の高校時代の同窓生が集めてくれたレインコートなども、本当にありがたかった。

当初、病院の目の前が高校の通学路だったこともあり、共産党市議団から住民説明会の開催を求められていた。屋外での診療は医学的にも周囲への影響がなく、通学している高校生たちや通行人に感染リスクがないことを誠実に説明し続けていたが、なかなか理解を得ることができなかったからだ。

しかし、東京新聞の取材を通じて当クリニックの取り組みが広く報道されると、状況は一変。私たちの取り組みが広く理解され、応援の声が上がるようになった。これにより、**近隣住民からの風評被害も収まっていった。**

共産党市議団の方針にも変化が見られた。

「記事を拝見し、よく分かりました。安全に気をつけながら診療されているのですね」と理解を示してくれるようになり、「近隣の方々も納得されているので、住民説明会は不要でしょう。お忙しいと思いますので頑張ってください」と励ましの言葉をかけてくれるようになったのだ。さらには、私たちの取り組みが共産党の機関紙「しんぶん赤旗」でも取り上げられるという、予想外の展開もあった。

ありがたいことに、行政や医師会からの支援も得られるようになった。同じ地区内の他の医療機関ではコロナ患者を診ていなかったため、**備蓄していたマスクや感染防護具を当クリニックに提供してくれた**のだ。さらに、行政からは50万円ほどの義援金までいただいたことを覚えている。

こうして、私たちの取り組みは多くの人々に支えられながら、前へと進んでいった。

赤字覚悟の決断

２０２０年5月、埼玉のものつくり大学の教授が春日部市の企業と協力し考案した特殊なテントを導入した。このテントは2メートル四方ほどの大きさで、送風機でテント内に風を送り込み、外部より気圧を高くする。患者の飛沫を含んだ空気が内部に入り込まないようにするためだ。冷房も備えており、検査スタッフの熱中症対策にも大いに役立った。こうした検体採取小屋のようなテントを備えることで、まるで野戦病院のような体制を整えることができた。

感染拡大に伴い、1日あたり600~700人規模の患者への対応が必要となったが、当時の施設だけではこれほど多くを受け入れることが物理的に不可能な状況だった。

この問題を解決するためには、病院の敷地外にスペースを確保する必要があった。病院の目の前にある駐車場は、近隣の方も利用していたのだが、この駐車場のスペースを活用することが最善の策であると判断した。

駐車場を使用すれば、プレハブを増設して発熱外来の拡張と個室の病室も整備できる。ただし、この計画を実行に移すためには、**駐車場を利用していた近隣の方の理解が不可欠**だった。緊急事態宣言下においては医療機関にさまざまな権限が与えられており、法的に退去していただくことも可能だ。

とはいえ、不便をおかけすることへの謝罪の意を込めて、代替の駐車場を用意し、お詫び金をお支払いすることで理解を求めた。当初は強く反対される方もいらっしゃったが、最終的には全員の理解を得られ、駐車場を明け渡していただくことができた。

未曾有の公衆衛生上の危機に対応するためには、この決断もやむを得ない選択であったと考えている。そして、近隣の皆さまのご理解とご協力があってこそ、私たちは地域医療の最前線で奮闘することができた。この場を借りて、改めて感謝の意を表したいと思う。

プレハブ病床の設置は、財政的に大きなリスクを伴った。数千万の赤字になることは明白で、県からも補助金が出ないと言われていたのだ。「身銭を切ることになりますけど、それでも良ければどうぞ」と。

私はこの**プレハブ施設が、地域医療を守るために必要不可欠であると確信していた。**そのため、さまざまな業者さんとやり取りを重ね、必要な資材や設備を確保した。病床は一つずつ独立したものだが、発熱外来は縦にいくつかプレハブを並べ、間仕切りを外すことで、スタッフが自由に行き来できるようにした。こうした細かな工夫を施すために、設計図を描いてもらい、念入りに打ち合わせを重ねた。

発熱外来や感染病床の設置には、３３００万円以上もの資金が必要だった。当初は、クリニック増築のために借りていた1億円の一部を転用して対応したが、それだけでは限界があり、個人資産も投入せざるを得なかった。

さらに新型コロナの影響で、**軽症の救急患者が来なくなり、外来患者は7割減少。**その結果、**4月決算では７０００万円もの赤字を計上**することになった。

一時はクリニックの存続さえも危ぶまれる状況だったが、マスコミに取り上げられたことで「これだけ頑張っているところが、自腹で医療設備を拡張して患者を診るのはどうなのか」と、世間から擁護の声が上がった。

国に対する批判も相次ぎ、「こういうところにこそ支援すべきだ」という世論が形成されていった。こうした反響は、私にとって大きな励みになった。

入院患者の治療は、大規模な病院や感染症指定病院などの専門施設でしか行えないと考えられていた。しかし、私たちはそんな固定観念を壊し、**プレハブでも十分に入院患者の治療ができることを証明した**のだ。

プレハブでも診療はできる。この取り組みは、全国に先駆けた画期的な試みだった。その後、**他の医療機関でも同様の手法が採用されるようになり、当クリニックをモデルケースにこの方式が他の施設でも広がったことで、国や自治体の注目を集めた。**その結果、補助金制度が設けられ、当初の赤字も補填されることとなった。

とはいえ、補助金が出なかったとしても、私の決断は変わらなかっただろう。なぜなら、

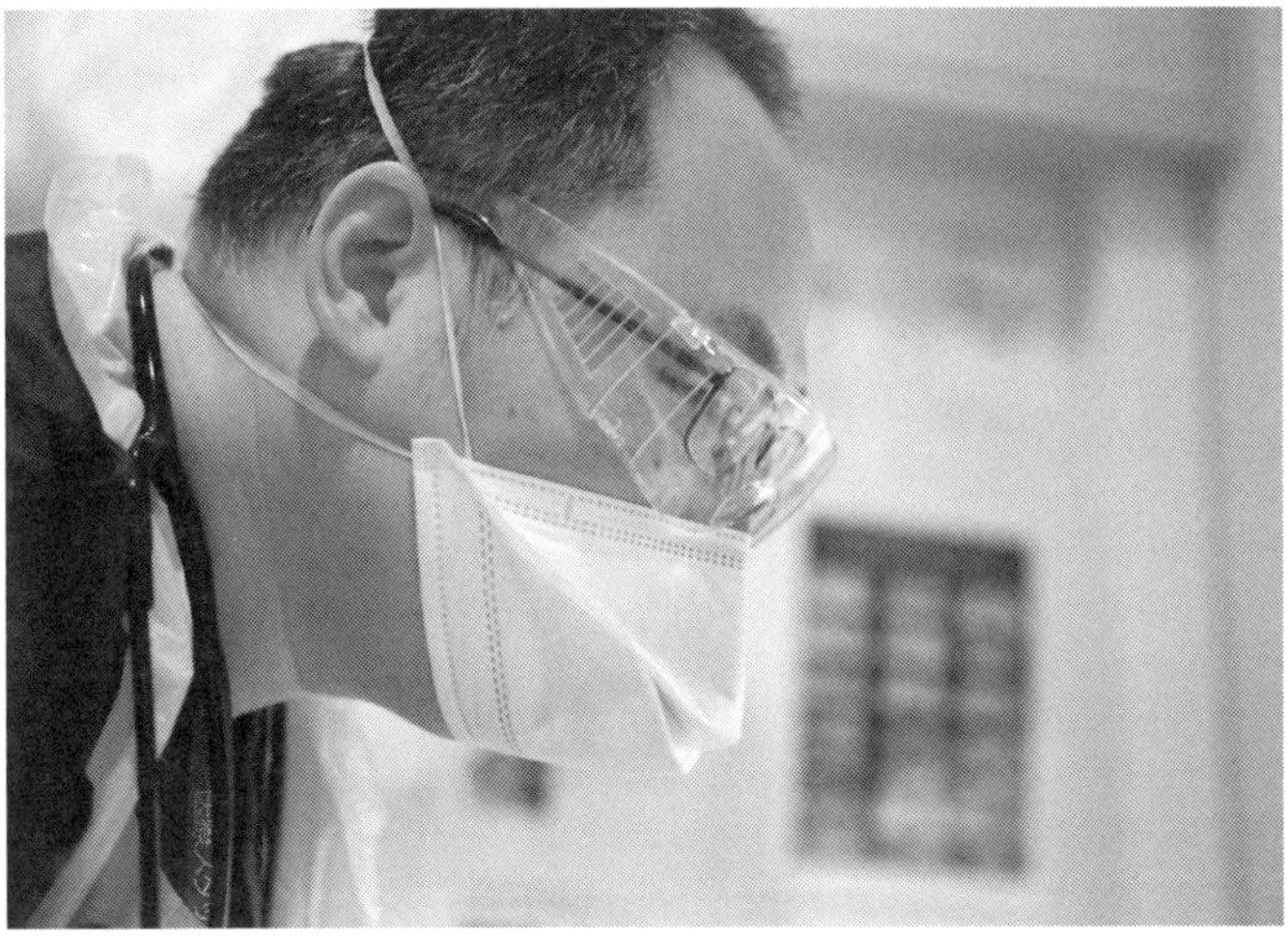

医者になったのも、救急医になったのも、このような状況で「社会を治す」ために戦うためだったのだから。苦労して「ふじみの救急クリニック」を開業したばかりだが、**たとえ自己破産したとしても、また裸一貫でやり直す**。私はそう心に決めていた。

「プレハブ発熱外来・ＰＣＲセンター」の完成

２０２０年12月には新棟の完成に伴い病院の裏にある広大な畑を埋め立てた建築現場が撤収し、代わりに大規模な「プレハブ発熱外来・ＰＣＲセンター」が完成した。プレハブ2棟から始めたときは、１日２００～３００人の患者が訪れていたのに対し、このとき多い日には１日１４００～１５００人くらいが来院していた。

この施設には、プレハブ病棟やドライブスルーＰＣＲ、民間検査会社のエリアなどがある。プレハブの屋根は、鉄パイプとトタン屋根で、雨風をしのげるようにした。これにより、**天候に左右されずに医療活動を継続することが可能**となった。

19床ある**「プレハブ病床」の大きな利点は、屋外にあること**だった。当時、多くの病院では面会制限が厳しく、コロナ患者とその家族がなかなか会えない状況にあった。しかし、**プ**

レハブ病床は、駐車場内に「個室」として設置され、窓も備えていたため、家族は外から患者の顔を見ることができた。声をかければプレハブの中まで聞こえるため、コミュニケーションを取ることも可能だった。

プレハブを２つ連結して、人工呼吸器やストレッチャーも配置。重症者にも対応できる医療機器をそろえた。プレハブをいくつも連結した大きな待合室も３つ用意し、より多くの患者を受け入れられるようになった。救急車では入院目的の患者が運ばれてくるようになり、患者数だけでなく、対応する症例の質も変化した。

建物でいうと、まず「受付棟」がある。ここで列を作って順番を待ってもらい、一番前で救命士が３人体制でトリアージを行う。**問診や身体所見の確認を行い、重症度に応じて優先順位をつけて検査・診察・治療を進めていく**のだ。

次に「検査エリア」。ここにはボックス型のＣＴをいち早く導入した。この設備は、米国のＧＥ社製でトレーナーの中にＣＴの機械が丸ごと入っている。通常、ＣＴは建物内に設置す

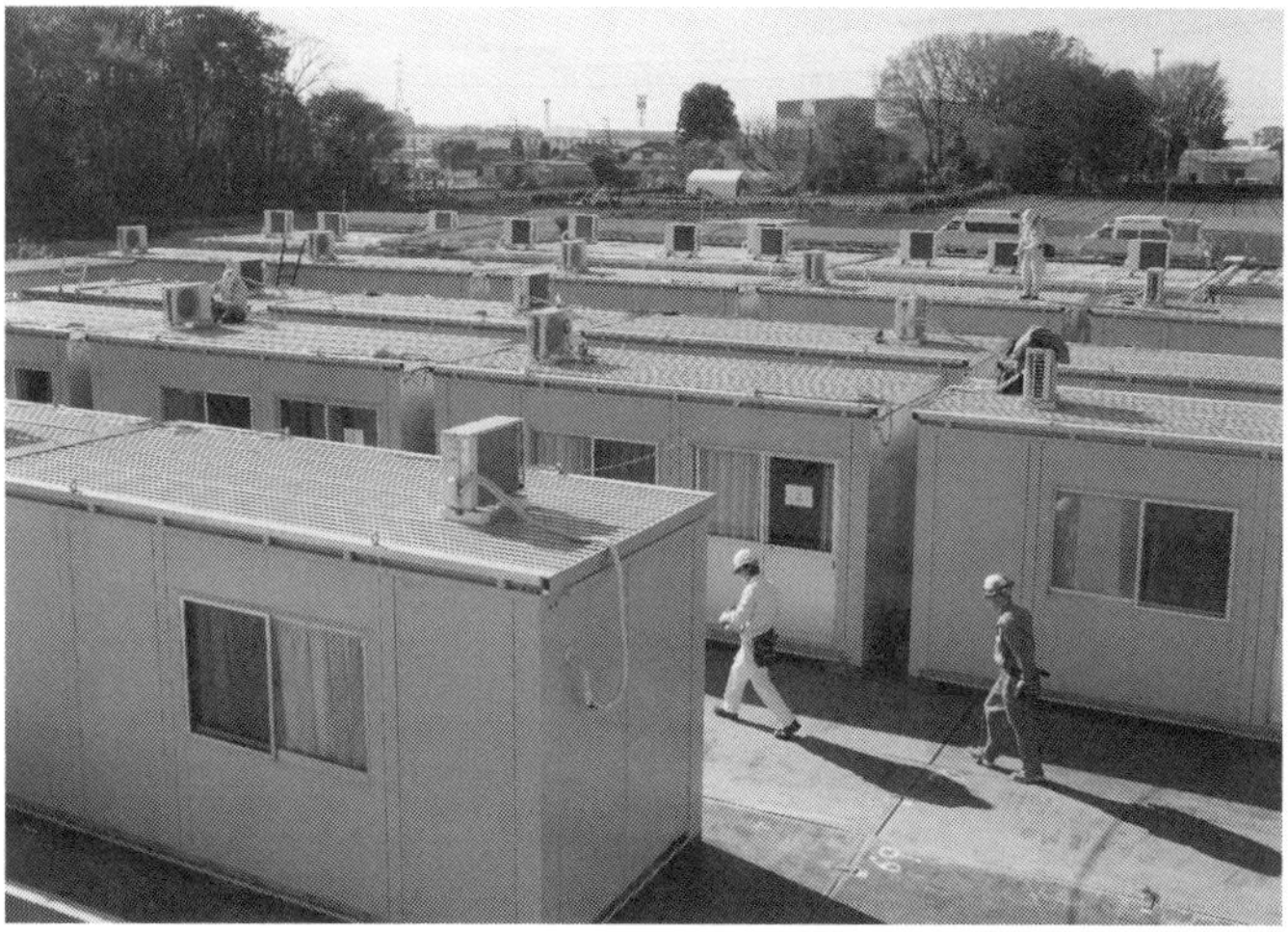

るため、感染者が移動することで、非感染者との接触リスクが高まってしまう。**プレハブ型なら別棟で検査できるため、動線を完全に分離することが可能**だ。これで肺炎の有無が分かる。

「スタッフルーム」は、プレハブを4つ連結させたスペースで、会計や陰性証明書の発行などを行った。「待合室」では、大きなテレビを設置し、マイクで呼び出せるシステムも設置。最後に、廊下を挟んで無症状の人や陰性証明書を取りに来る人などのスペースも作った。このスペースは、**患者数の変動や感染状況に応じて、さまざまな用途に臨機応変に活用できる柔軟な設計**になっている。

しっかりとエリアを分けることで、発熱外来以外の救急患者や脳外科の初診・再診の患者受け入れなど、従来の診察も本格的に再開できた。

初めはコロナ患者の対応を恐れていた事務のスタッフも次第に慣れてきた。コロナ対応の初期段階では、感染経路が不明瞭だったため、あらゆる可能性を考慮した慎重な対策が取られていた。

たとえば、患者が記入した問診票の紙にもウイルスが付着している可能性があるとして、それを写真に撮って廃棄し、再度印刷するなどの手間をかけていたのである。とにかく、ウイルスとの接触を避けるために、さまざまな工夫が凝らされていた。

時間の経過とともに、ウイルスへの対応にも慣れ、次第に問診票をそのまま扱うようになり、通常の事務作業や勤務形態も徐々に再開された。**コロナ対応の経験が蓄積されるにつれ、スタッフたちは冷静かつ合理的な判断ができるようになっていった。**

この頃、当院で日本の新型コロナの患者のうち5％ほどを担当していたのではないだろうか。埼玉県に限っていうと県内のコロナ患者の半数を診ていた。スタッフの献身的な努力もあり、当院はコロナ対応の最前線で大きな役割を果たすことができ、日本でも有数のコロナ対応の経験を持つクリニックへと成長したのである。

院内ラボの設置

患者数の増加と検査需要の高まりに対応するため、敷地内に民間検査会社を誘致し、専用のラボを設置することに成功した。通常のＰＣＲ検査では、検体を民間の検査会社に送って結果を待つのが一般的だが、**院内にラボを設けたことで、リアルタイムに検査を行うことが可能**になった。

その結果、最短30分、長くとも1時間以内に結果が判明するようになった。検査結果をスマートフォンで確認できるシステムも導入し、受診者は、ＩＤとパスワードを入力するだけで、簡単に結果を確認できる。午前中に検査を受けたら、夕方には結果が分かった。このシステムは陰性証明書の発行にも活用され、海外渡航時などにも非常に便利だった。

新型コロナが５類に分類されるまで民間の検査会社と協力して検査体制を維持し続けた。

このような取り組みと実績が高く評価され、**２０２２年冬の北京オリンピックでは多くの選手たちのＰＣＲ検査を請け負うことになった。**中国の陰性証明書を取得するプロセスは結構複雑で、他国では求められないような特殊な追加検査も要求される。ここでも同社と協力して、独自のアイデアと創意工夫を重ねて乗り切った。

利便性と効率を追求した検査体制を整え、選手たちが空港で迅速に結果を確認し、陰性証明書を受け取って出国できるシステムを構築。これにより、オリンピック参加者の円滑な渡航を効果的にサポートすることができた。

ドライブスルーＰＣＲ

ドライブスルーＰＣＲとは、患者が車に乗ったままＰＣＲ検査を受けられるシステムで、接触機会を最小限に抑えつつ、効率的に多くの検査を行うことができる。「プレハブ発熱外来・PCRセンター」では、このシステムを導入したことで、他の患者と接触することなく車内で快適に過ごすこともでき特に家族連れには大変感謝された。

当初は自家用車での来院を想定していたが、**実際には近隣の高齢者の方が自転車で来院することもあった**。自転車でやってきて、パッと停まって検査して帰る。国内の医療機関の中でも、トップクラスの手軽さと検査処理能力を持つ検査場だった。

とはいえ、困難がなかったわけではない。検査に対するハードルが低かったため、関東一円から多くの方が検査を求めて来院した。あっという間に駐車場は満車となり、近隣の道路も大渋滞に陥った。ドライブスルーの外周に沿って3〜4時間列をなす。ピーク時には、警察が出動するほどの騒ぎとなったり、炎天下で体調を崩す人が出たりと想定外の事態も次々と起こった。

そんな中、**酷暑の中で防護服に身を包み、長時間働き続けるスタッフの負担は計り知れな**

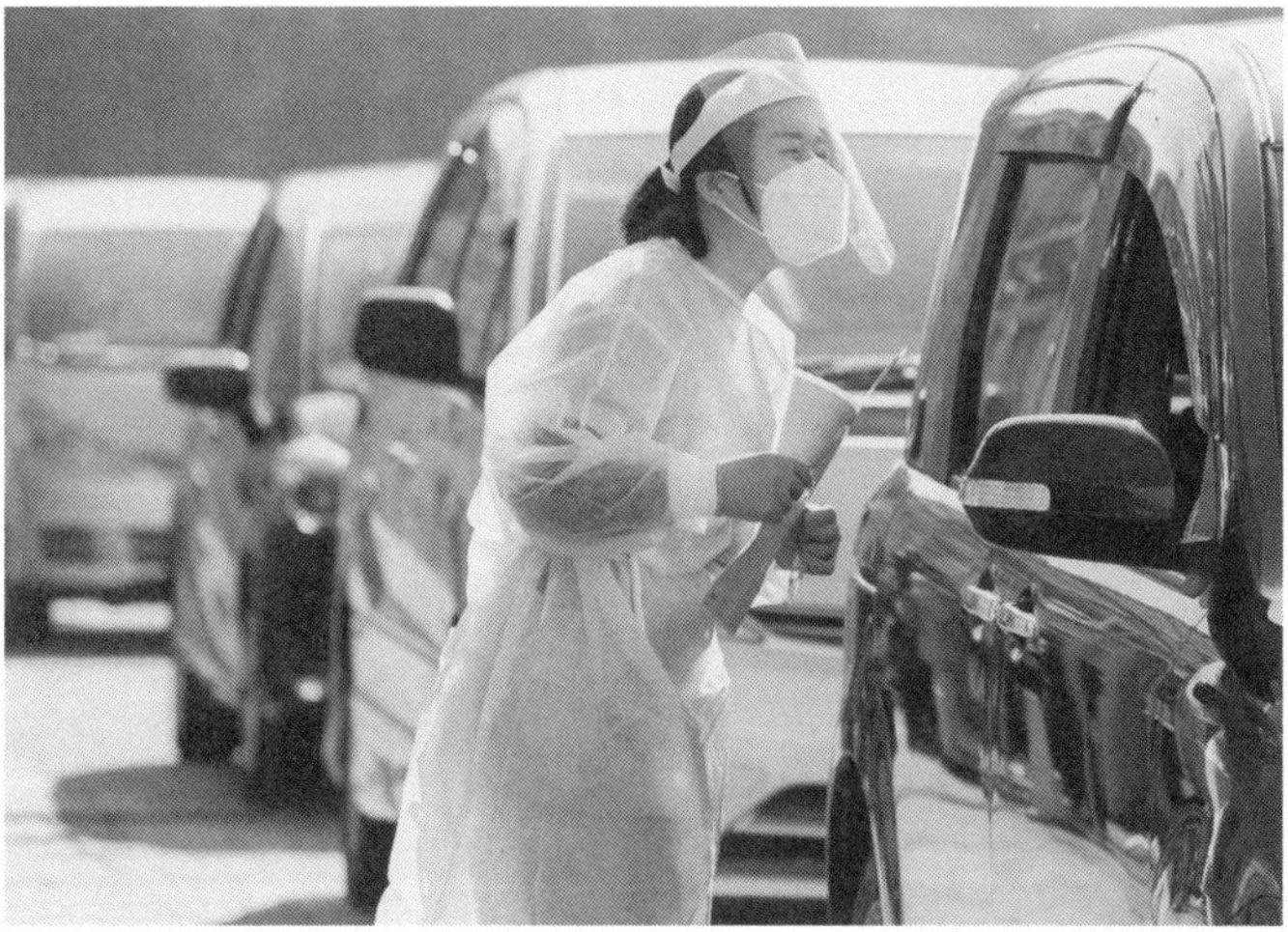

い。トイレに行くことすら困難な状況で、時には涙を流しながらも、皆が使命感に突き動かされるように働き続けた。

１５００人もの患者を駐車場に一周させて対応にあたる。倒れないよう椅子を持ってもらったり、できるだけ日陰に移動してもらったりと、細やかな配慮も欠かさない。**プレハブ施設では、いつでも水が出せるよう工夫し、少しでも涼しく過ごせるよう心がけた。**それでも長時間の重装備は、スタッフの身体に大きな負担をかけた。毎朝「今日も同じ方向を向いて頑張りましょう」と励まし合い、決意を新たにして現場に向かった。

コロナ禍で共に戦ったスタッフとの絆は、今もさまざまな形で続いている。たとえば、先日新たにオープンした「むさしの救急病院」の内覧会に、ボランティアとして参加してくれるなど、思いがけない場面で元スタッフと再会することもある。

電気と水道

当初のプレハブ施設には、**電気も水道も通っていなかった**。場所的に電気を通すのも一苦労だったのだが、電気工事業者の方がコロナ禍の緊急事態であることや、必要不可欠な医療施設ということを考慮してくれて、なんとか通すことができた。

水道に関しても、多くの方々の協力を得ることができた。幸いにも隣接地にローソンの直営店があり、そこまでは水道管が敷設されていた。そこでプレハブ内のトイレやお風呂、手洗い場に必要な水を引くため、ローソンの方々にお願いをして、配管分岐を許可していただけることになったのだ。このように、多くの方のご厚意とご協力により、プレハブ病床を運営できるようになった。

ワクチン接種会場として

２０２１年2月から国内で医療従事者を対象にワクチン接種が始まり、４月には高齢者への接種も開始された。ワクチン接種が本格化するにつれ、この施設は接種会場としても大いに活躍した。

受付、接種、経過観察と、目的に応じてスペースを振り分け、ＰＣＲ検査とは時間をずらしながら、１日３００件のペースで接種を進めた。多くの病院が１日平均50件程度の接種を行っていたのと比べると、極めて高い接種数だといえる。

このように、**当院のプレハブ施設は、さまざまな工夫と部屋割りによって、柔軟に運用できる体制を整えている。**今は、非常時のニーズに即座に適応できるインフラを持つことの強みを、身をもって実感している。今後も、この経験を活かし、どのような危機にも柔軟に対応できる医療施設であり続けたい。

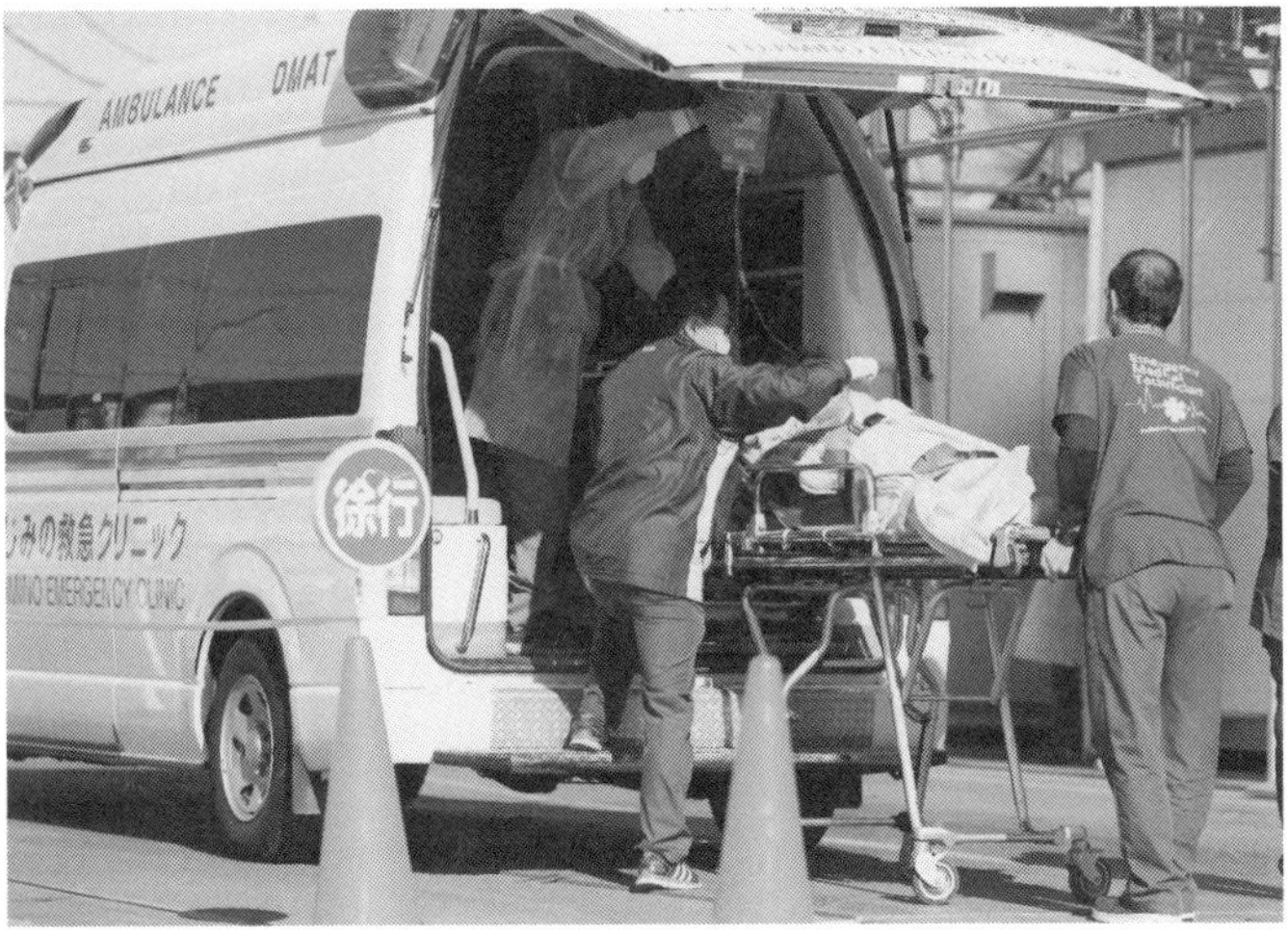
AMBULANCE
DMAT
徐行

クリニックから「病院」へ

20床以上の病床を持つ医療機関は、「有床診療所」ではなく「病院」として扱われる。「病院」は、委員会の開催や看護師の配置基準などさまざまな規制があり、管理面での負担も大きい。

「ふじみの救急クリニック」の開業当初は身軽な19床の「有床診療所」を想定していた。しかし、コロナ禍という未曽有の危機に直面し、県からの要請もあってより多くの人々を助けることができる病院化に踏み切ることにしたのだ。

「病院」にするための手続きはなかなか大変で、定款の変更だけでも数カ月を要した。さらに「有床診療所」を廃止し、改めて「病院」の新規開設届を提出する必要があり、こうした行政手続きにも多くの時間と労力を費やした。

何より手間だったのは、病院化に伴い、名称を変更せざるを得なくなったことだ。数百万円をかけて建物の壁に掲げた「ふじみの救急クリニック」の電飾ネオンも、「ふじみの救急病院」に作り直した。

とはいえ、「病院」になると、メリットもたくさんある。「有床診療所」ではＩＣＵが持てず、重症患者を受け入れても、初期治療後は設備の整った「病院」に転送せざるを得なかった。病院化により、人工呼吸器をつけた人も診察を続けることができるようになった。

ＩＣＵを新規に持つためには、高いハードルがあったのも事実だ。実績の届け出やさまざまな統計データの提出など、厚生局への手続きは非常に大変だった。

そもそも私がクリニックから「病院」へと移行しようと考えたのは、コロナ禍があったからこそである。もしコロナ禍がなければ、おそらく有床診療所のままだっただろう。

「病院」になることで、社会的な位置づけも大きく変わった。消防署との連携も強化され、火災などの緊急時には最優先で対応してもらえるようになった。さらに、ＩＣＵを持つことで重症患者の治療も可能になり、「災害時連携病院」としての役割も期待されるようになった。私やスタッフの何人かは、ＤＭＡＴ（災害派遣医療チーム）の資格を持っており、救急車も自前で保有していたこともあり、２０２２年１月には埼玉地域ＤＭＡＴ指定病院となった。災害時連携クリニックというカテゴリーは存在せず、やはり「病院」だからこそ、こうした社会的な役割も果たすことができるのだと思う。

コロナ禍がなければ、有床診療所から「病院」への移行は非常に難しかっただろう。この時世、**有床診療所が新たに「病院」を設立するケースは、ほとんどない**からだ。

そもそも「病院」を開設するには、地域医療構想調整会議を経る必要がある。都道府県や保健所、地域の医師会など、さまざまな機関が関与し、そこでプレゼンテーションを行わなければならないのだ。**病床が余っていない地域では、新たに病床を配分してもらうことは極めて難しい。**

コロナ禍で臨時の病床が認められていたため、新しい建物が完成後、当クリニックは施設内にベッドが19床、プレハブ病棟で19床、合計38床あった。県からは、コロナ禍が収まったら臨時の病床である19床を返すように言われていた。

つまり、**診療所を廃止して「病院」の新規開設を行っても、コロナ収束後は再び19床を取り上げられ、有床診療所に逆戻り**することになる。再度定款を変更し、「病院」の廃止手続きと有床診療所の新規開設を行わなければならないのだ。

私は当時、非常に悩んだ。コロナ禍の1～2年のために病院化し、再び看板を変えるのは大変だし、小規模病院の運営は簡単なことではない。小さな町医者的なクリニックのほうがうまく回せるのではないかとも考えた。

しかし、**「コロナ患者の受け入れ先が少ない」という現状を考慮し、最終的には病院化を決断**した。

実は、増設した新棟は当初から20床で設計されていた。5人部屋を4人で使う設計にしたため、1床分のスペースが余っていたのである。経営的には19床の有床診療所のほうが身軽で、診療報酬的にも優遇されるため、19床で運営しようと考えていた。しかし、設計段階か

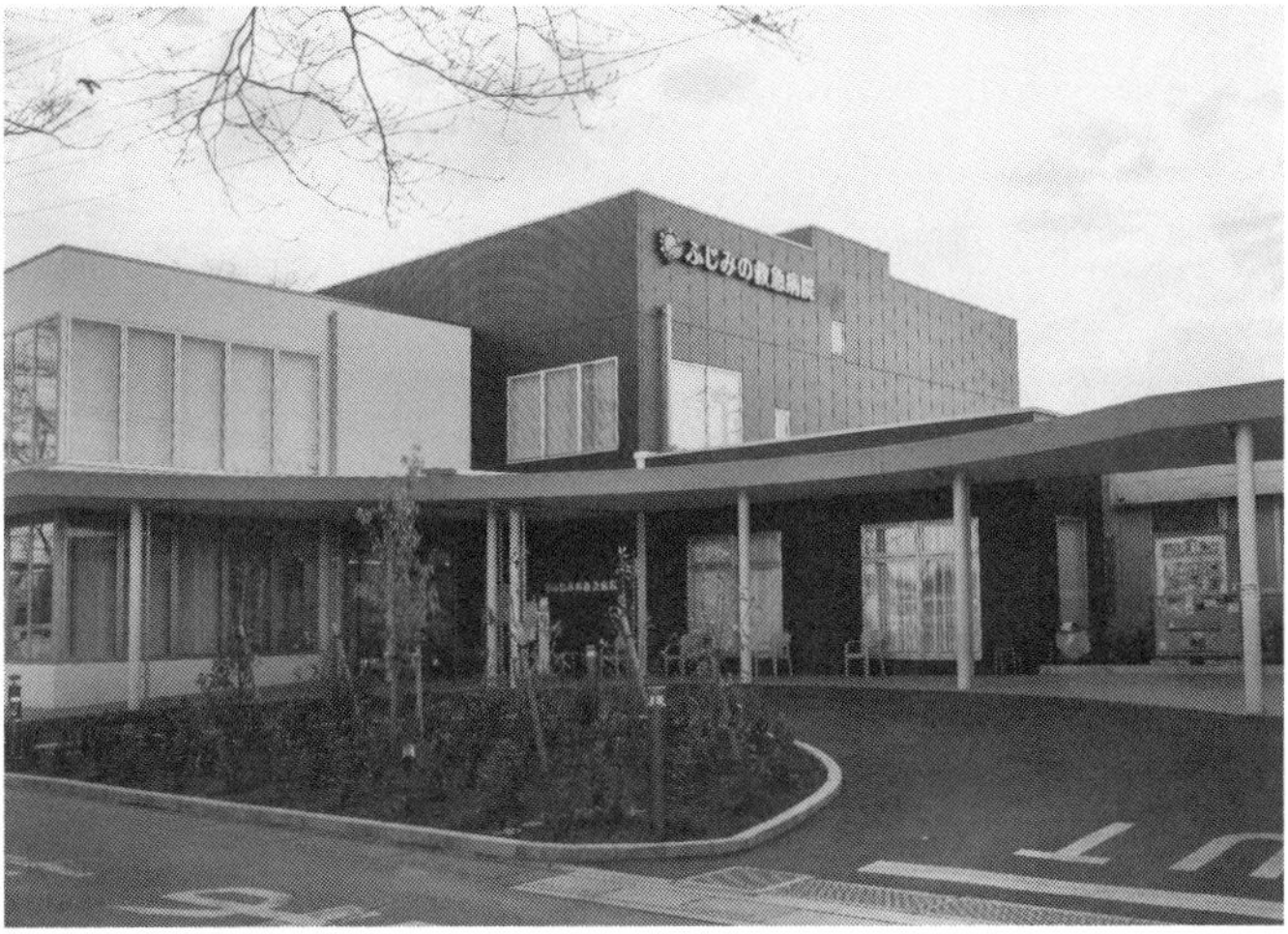

ら将来の病院化も視野に入れ、20床分のスペースを確保していたのだ。

コロナも収束に向かいつつあり、五輪開催も決まるなど状況が変化し始めた頃、1床の増床を申請した。この1床が認められれば、臨時の19床を返しても20床の病院として存続が可能になるからだ。

会議では、周囲の医療機関や保健所、行政関係者から、「ふじみの救急病院」のコロナ対応が高く評価された。パンデミックは定期的にやってくるものであり、そうした際にも当院が全力で対応してくれるだろうと、医師会からも信頼を寄せられたのだ。結果、満場一致で1床の増床が認められた。

その後、臨時増床分の19床を県に返還したが、同時期に1床の増床が認められたため、再びクリニックに戻す必要がなくなったのである。

この1床が認められるまでは、再びクリニックに戻さなければならないのではないかという不安が常にあった。その場合は、「帰ってきたふじみの救急クリニック」という名前をつけようかとも考えていたほどだ。

全国から届いた感動のエール

病院には、全国から感謝や励ましのお手紙が毎日のように届いた。掲示スペースを埋め尽くすほどの数で、すべてを掲示しきれないほどだった。

近所の中学校や小学校の児童生徒たちからは、「ふじみの救急病院、頑張れ！」という寄せ書きが届いた。子どもたちのまっすぐな文字と純粋な思いは、疲れ切ったスタッフたちの

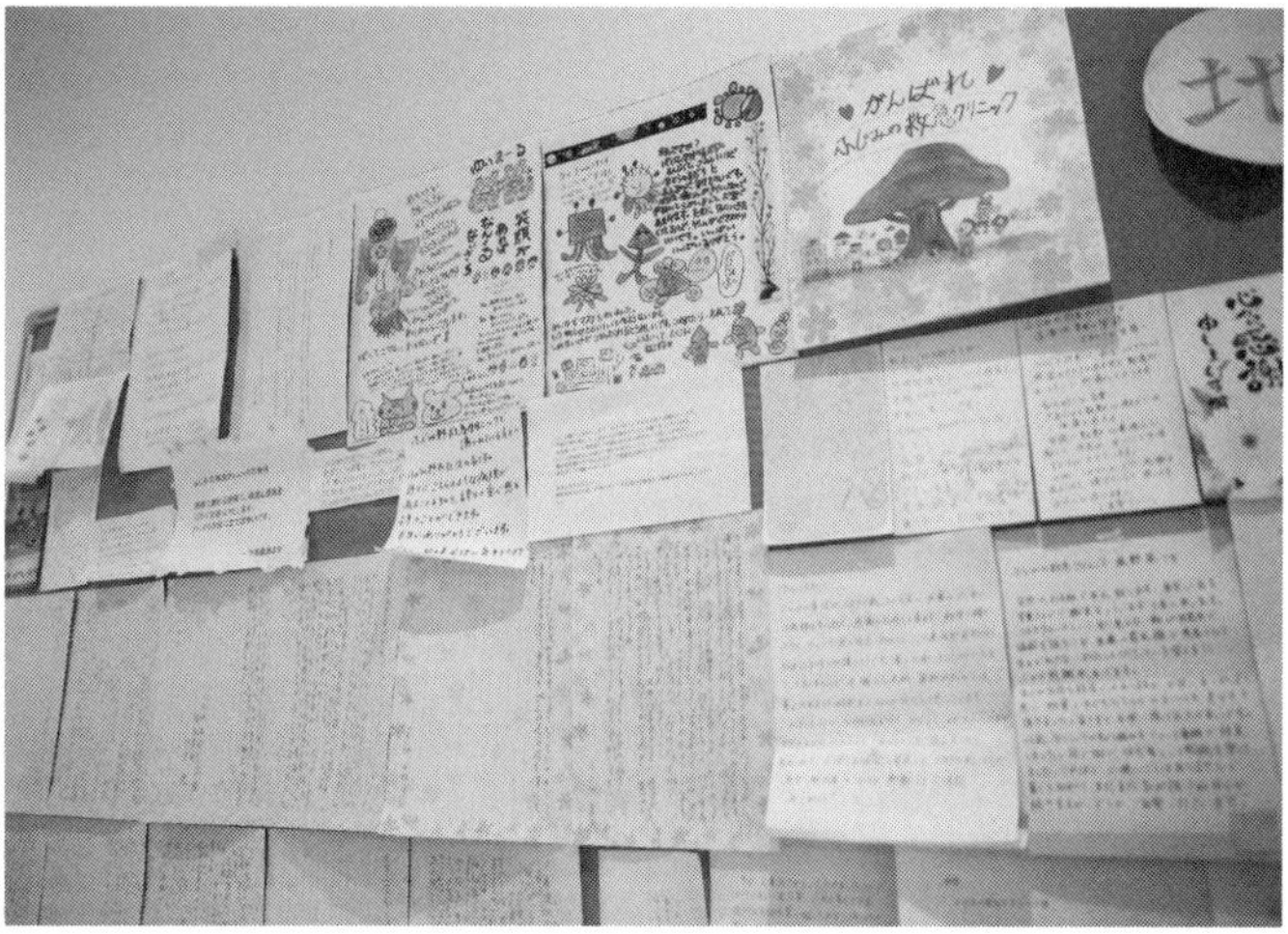

心を癒し、使命感を再確認させてくれた。

スタッフの子どもたちからは「パパ、コロナに負けるな！」といった応援メッセージが寄せられた。これらの励ましは、単なる言葉以上の力を持っていた。今でも、全国から届いた写真やメッセージは大切に保管している。

第3章

奮闘——未知の脅威に挑んだ勇者たち

CAの兼業先として

全日本空輸株式会社（以下、ANA）をはじめとする航空業界は、新型コロナの世界的流行により、かつてない危機に直面した業界の一つだ。国際線を中心に旅行者数が激減し、多くのフライトが大幅な減便や運休を余儀なくされた。

この状況下で、客室乗務員（以下、ＣＡ）の多くが、一時帰休の対象となり、会社としても、兼業を推奨せざるを得ない状況となっていた。

一方で、**コロナ禍において医療業界は逼迫した状況に陥っていた。**感染者の対応に追われる中、慢性的な人手不足がさらに深刻化していたのである。この危機的状況で、私は医療従事者として何かできることはないかと考えていた。同時に、航空業界が苦境に立たされていることも気がかりだった。**「社会をよくしたい」という思いから、この2つの問題を同時に解決できないか。**

航空業界で休業を余儀なくされているＣＡの方々に、当院で働いていただけないだろうか。彼らの持つ言語対応力や高度な接客スキルは、医療現場でも大いに活かせるはずだ。この取り組みが、医療現場の人手不足解消と、ＣＡの方々の雇用維持につながれば、社会全体にとってもプラスになるのではないかと考えた。

とくに、当院には海外からの患者も多く訪れていた。

日本で働く外国人の方々が、他の医療機関でなかなかPCR検査を受けられず、当院に検査を求めてやって来るケースが増えていたのだ。おそらく、テレビやSNSなどを通じて、「ふじみの救急病院なら英語で対応してもらえる」「陰性証明書ももらえる」といった情報が拡散していたのだろう。

この状況を踏まえ、私は「ふじみの救急病院」での兼業についてANAに直接交渉することにした。兼業先を探しているCAの方がいれば、ぜひ当院で働いていただけないかと持ちかけたのだ。

幸いにもANAは社内に当院の求人を掲示してくれた。それを見たCAの方々が次々と応募してこられ、最終的に10人ほどのCAの方々が、当院での兼業を始めることになった。

CAの方々は、検査場での案内や通訳など、多岐にわたる業務を担当してくれた。とくに、外国人の患者の対応では、ポケトークなどの翻訳機を使うよりも、CAの方々が直接応対してくださるほうがはるかにスムーズだった。

それからは、**ＣＡの方々だけでなく、コロナ禍で仕事がなくなってしまった旅行会社の添乗員さんや飲食店の店長さんなども、当院の業務を支えてくれた。**

人と接することに長けた方たちなので、当院のスタッフともすぐ打ち解け、チームの一員としてスムーズに業務を遂行してくれた。**普段は接点のない異業種から集まったメンバーがコロナ対応という共通の目的のために力を合わせる。**専門分野や経験は違っても、助け合うことで、驚くほど良いチームワークが生まれた。

「トラベルナース」と呼ばれる全国を旅しながら支援活動を行う看護師集団も、当院の状況を知って駆けつけてくれた。最前線でコロナと戦う当院の姿が報道されると、何十人ものトラベルナースが入れ替わり立ち替わりでやってきて、３カ月から半年といった長期間、近隣のホテルに泊まり込みで現場を支えてくれた。

さらに、近所の整骨院の先生も助っ人に加わってくれた。コロナ流行期には整骨院の患者が減り、時間ができるため、その間は当院で働いてくれたのだ。感染が収まれば整骨院に戻る。そんなサイクルを、コロナ禍の波が来るたびに繰り返してくれた。あの先生が現れると「また流行が来たのだな」と感じるほどだった。

こうした直接的な支援や励ましは、本当にありがたかった。最前線で必死に戦う私たちを、多くの方々が応援してくれているのだと実感できた。

コロナが落ち着きを見せ始めた頃、ＣＡの方々は本来の職場に戻られた。今でも変わらぬ良いつながりを保ってくれている。この経験は、**業種を超えた新たな協力関係のモデルとなり、今後の社会にとっても貴重な財産**となるのではないだろうか。

マスク越しの看護

コロナへの恐怖心は強く、多くの大学病院や大病院でも感染患者へのリハビリはほとんど行われていなかった。そのような状況下でも、当院のリハビリスタッフは、コロナ禍の初期から率先して感染患者のリハビリに取り組んできた。

感染患者の状態は放置すれば、日ごとに悪化していく。そのため、当院のスタッフはフル装備で患者のベッドサイドに立ち、**人工呼吸器を付けた重症患者に対しても、マンツーマンでリハビリを行った。**

こうした取り組みは、朝日新聞をはじめとする多くの新聞社が密着取材し、記事にしてくれた。ある時は、人工呼吸器を付け、死の淵をさまよった男性患者と彼を支え続けた看護師との再会という心温まる物語も生まれた。

男性は、意識が朦朧とする中で、「もう駄目かもしれない、もう死ぬんだろう」と弱音を吐いたという。それに対し、看護師は静かに、しかし強い意志を込めて「そんなことでどうするんですか、一緒に頑張りましょう」と励まし続けた。

後日、男性はこの経験を振り返って語った。「**あの時の看護師さんの言葉が、ぼんやりとした意識の中にも染み入るように響いて、生きる力をくれたんです**」と。その言葉には、深い感謝の念が滲んでいた。

病院の日常には、報道されない数々のドラマがあった。その舞台裏は、感染防護具に身を包み、息苦しさと暑さに耐えながら患者に寄り添い続けた看護師チームの献身だった。

N95マスクを付け、次々と来る患者と向き合い、コロナと闘う。それが、ふじみの救急病院の日常だった。**看護師たちの静かな奮闘が、多くの命を支え続けていた**のである。

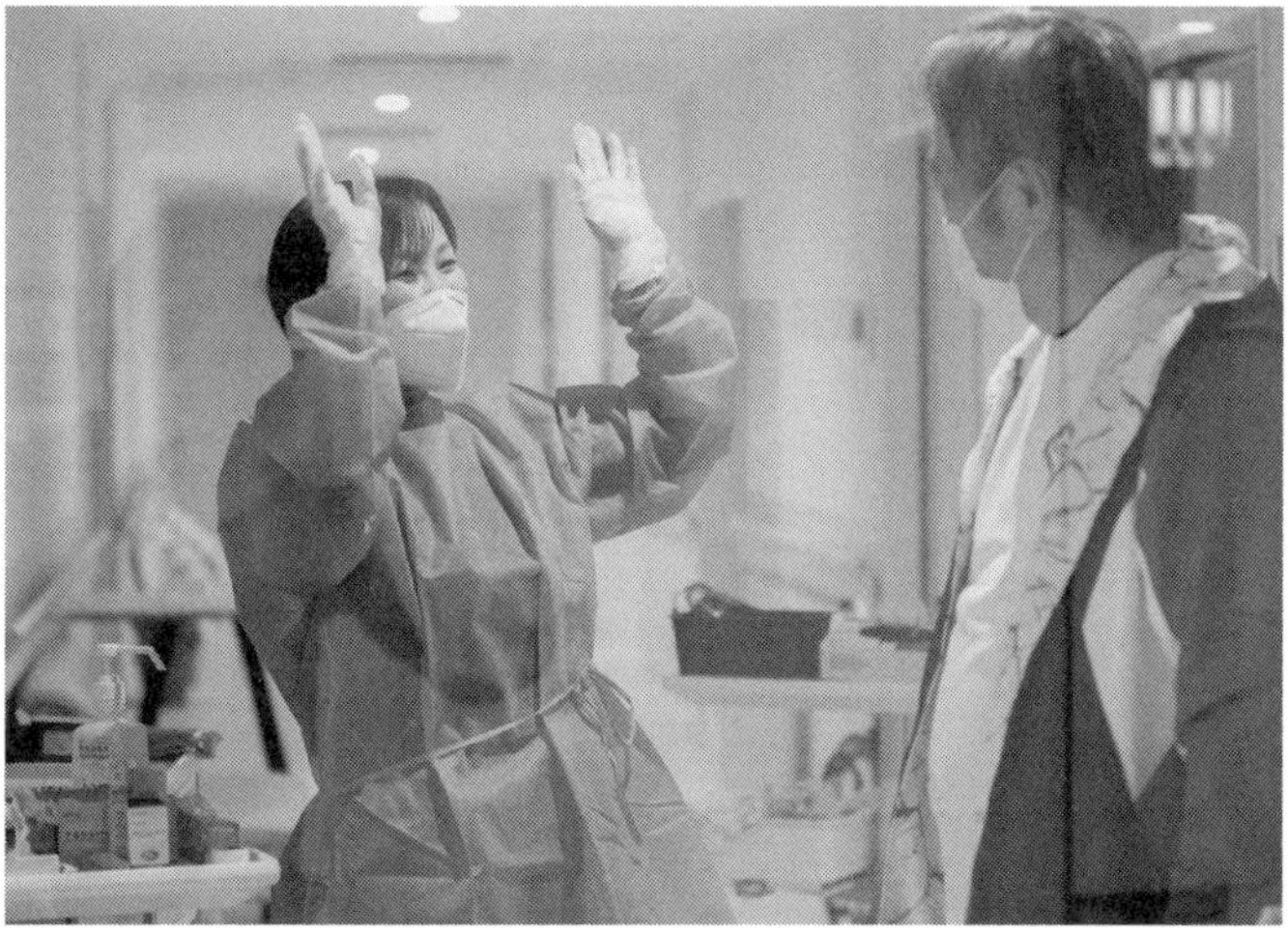

当院ではコロナ禍の初期から、医療チームの士気を高めるため、毎朝8時半に救急外来で朝礼を行ってきた。訓示を行い、最近では「今日も丁寧で温かい対応を」という言葉で締めくくるのが定番になっている。

この朝礼の様子は日々ビデオに収めている。デルタ株が猛威を振るい、40代50代の患者が次々と倒れ、人工呼吸器が足りなくなった時期には、次の患者受け入れの可否を議論する緊迫した場面も記録されている。

これらの映像は、私たちの戦いの記録であり、同時に医療の限界に挑み続けた私たちの成長の証でもある。そして何より、この困難な時代を乗り越えるために一丸となって奮闘した私たちの姿勢と、患者の命を守るという揺るぎない使命感を後世に伝える貴重な財産となるだろう。私たちの経験が、未来の医療従事者にとって、困難に立ち向かう際の道しるべとなり、新たな挑戦への糧となることを願っている。

陰性者で経済を回す

当院の取り組みは、医療の枠を超えて、社会全体を見据えたものだった。その象徴的な例が、近畿日本ツーリストコーポレートビジネス（現・近畿日本ツーリスト）と共同で企画し、日本旅行業協会（ＪＡＴＡ）の主催する「ツアーグランプリ２０２１」にて、国内・訪日旅行部門企画創造部門でグランプリを受賞した「ふじみの救急病院 検査してＧｏ Ｔｏ社員旅行!!」だ。

参加者全員のＰＣＲ検査を実施し、安全性を確保した上で旅行を実現するという企画は、感染対策と経済活動の両立を目指す、画期的なアイデアだった。

私には、医療従事者としての役割を果たすだけでなく、「社会全体を救いたい」という思いがある。**「経済が落ち込めば自殺者が増加する」という相関関係は、救急医としての経験から**

明らかだった。だからこそ、経済を止めてはいけない。

とはいえ、**感染が拡大すると、弱い者から命を落とす**。「感染を防ぐこと」も命に関わる重要な課題の一つだった。

この2つの課題に対する最適解が、検査体制の充実だと考えた。**徹底的に検査を行い、陰性者で経済を回すことで、経済の落ち込みと感染拡大を同時に防ぐ**。私はこの考えを初期の段階から一貫して主張し続けてきた。

「検査&アクション」とも呼ぶべきこの戦略は、感染を広げることなく、経済も活性化する。そのバランスを取ることこそが、コロナ禍における医療者の役割なのだと、私は考えていた。単に患者を診るだけでなく、社会全体の課題解決に挑んでいたのだ。

新型コロナ感染の公表

新型コロナが拡大し始めた当初、医療従事者が感染すると、風評被害やバッシングの対象となることが多かった。そのため、多くの医療機関では感染を公表することをためらう雰囲気があった。

しかし、私はそうした風潮に疑問を感じていた。最前線で働く医療従事者が感染するのは職業上の理由であり、何ら非難されるべきことではない。むしろ、労災ともいえるのだ。

そこで私は、**おそらく日本で初めて、医師として自身の感染を公表する**ことを決意した。テレビ出演の際にもそのことを明かし、多くの知人から反響をいただいた。

2021年1月、新型コロナに感染した私は、入院ベッドの逼迫を考慮し自宅療養を選択した。40度近い高熱が4～5日続き、重度の体調不良に見舞われた。いつ重症化するかも分からない中、医師として自己診断を行いながら、慎重に経過を観察した。

自宅には、小学生2人と幼稚園児一人の幼い子どもたちがいるので、家族への感染対策は徹底して行った。家族が感染すれば、**子どもたちの通う学校でも風評被害が広がり、迷惑をかけてしまうかもしれない**という懸念もあった。

自宅内をレッド、イエロー、グリーンのゾーンに分け、ビニールテープで分かるよう色分けした。私の居るレッドゾーンへの立ち入りは厳しく制限した。家族とは電話やＬＩＮＥでのみコミュニケーションをとり、食事は扉の前に置いてもらう形で受け取った。

使用済みの食器等は1週間ベランダに保管し、ウイルスを死滅させてから回収するなどの徹底ぶりだった。ちなみに、ＷＨＯ（世界保健機関）は、新型コロナはプラスチックの表面では最大72時間、ボール紙では最大24時間生存するとしている。

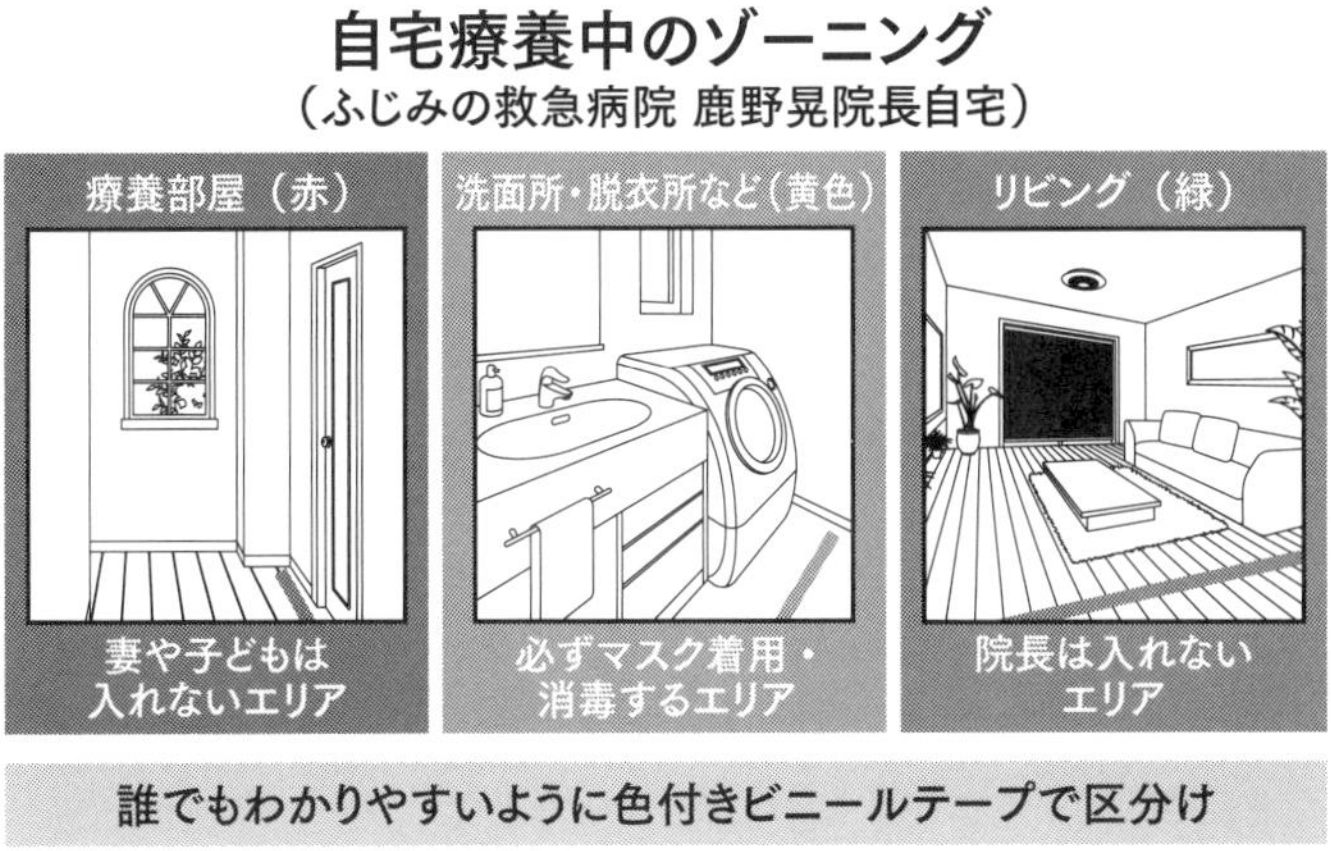

妻の徹底した感染対策と献身的なサポートのおかげで、家族への感染は防ぐことができた。改めて、妻の存在の大きさと、その支えに心から感謝している。

おかげで最悪の事態は免れたが、結局17日間の自宅療養を余儀なくされ、咳は1カ月以上続いた。この間も、当院ではコロナ対応と通常の救急診療を両立させるなど、スタッフ一丸となって乗り切ってくれた。

第4章

伝承
——小さな病院が生む大きな奇跡

社会の分断

最もしんどかったのは、コロナ禍の初期とデルタ株が蔓延した時期だった。2021年の夏から秋にかけて襲来したデルタ株による第5波は、私たち医療従事者にとって最大の苦難の時期であった。

次々と患者が運び込まれ、人工呼吸器だらけの病棟。40代、50代の患者までもがバタバタと亡くなっていく光景は、今でも脳裏に焼き付いている。

ベッドは常に満床で、到底需要に追いつかない。当初、プレハブ病棟は本来の病院のベッドに比べると療養環境が整っていないため、患者からは敬遠されがちだった。

だが、全国的に病床が逼迫してホテルにすら入れず、自宅で呼吸困難になり亡くなる人が続出すると、状況は一変した。**酸素がなければ、呼吸すら満足にできない**。プレハブ病棟に入院して「酸素を吸えるだけでも助かる」「点滴を受けられるだけでも、本当にありがたい」という雰囲気になったのだ。

酸素供給も枯渇寸前。業者の必死の努力にもかかわらず、液体酸素やボンベはギリギリの状態が続いた。まさに、**命をつなぐことに必死の日々だった**。

デルタ株の猛威は、コロナが決して高齢者だけの病気ではないことを痛感させた。40代、

50代の働き盛りの方々が次々と命を落としていく。誰もが恐怖を感じた時期だった。

その後、2022年の正月頃を境に、オミクロン株が猛威を振るう第6波が到来した。この頃には、ワクチン接種が進み、高齢者や若年層の多くが1回目の接種を終えていた。しかし、オミクロン株の驚異的な感染力と免疫逃避能力により、ワクチンや既往感染による免疫をすり抜けて感染が拡大した。当時は、オミクロン株の病原性の低さがまだ明確ではなく、重症化リスクへの懸念も拭えない状況だった。

感染者数が爆発的に増加し、救急要請も鳴り止まない。埼玉県内はもちろん、東京都内からも受け入れ先に困った救急車が次々と当院に押し寄せた。中には、搬送先を探すのに8時間を要するケースもあった。

さらに、大規模病院でクラスターが発生し、受け入れ停止に追い込まれる病院が相次いだ。とくに埼玉県南西部の朝霞市、新座市、志木市、和光市は深刻で、この地域の発熱患者のほとんどを当院が一手に引き受ける状況となった。まさに「数の暴力」に蹂躙された時期だった。

オミクロン株の流行期は、人工呼吸器を要する重症者こそ減少したものの、高齢者を中心に誤嚥性肺炎、脱水、腎機能障害、多臓器不全などの合併症で亡くなるケースが目立った。対照的に、若年層の重症化リスクは低下し、風邪程度の症状で済むことが多くなっていった。皮肉にも、オミクロン株の感染力の高さゆえに、この時期の死亡者数は最多を記録した。

この状況変化は、**社会のコロナに対する認識を完全に二極化**させた。若年層では「風邪のようなもの」という認識が広がる一方、高齢者や基礎疾患を持つ人々にとっては依然として脅威であり続けた。

「いつまでコロナを恐れているのか」「経済を回せ」と訴える声がある一方で、命の危機に瀕している人々が大勢いる現実。重症者の年齢層が高齢者に偏ったことで、若年層の危機感は急速に薄れていったように思う。

社会活動の再開に伴い、若者がウイルスを運び、高齢者施設などでクラスターが発生。多数の犠牲者が出た。私は、これほど人の命が軽んじられる社会を初めて目の当たりにした。「高齢者はコロナで死んでも仕方ない」「高齢者一人の命より経済活動を優先すべき」といった圧力を感じた。

振り返れば、**コロナ禍以前の日本社会は、高齢者の命も含めて一人ひとりの命を尊重する意識が根付いていた。**救命センターでは、たとえ70代を超えていても、本人に意識があり家族が望めば、あらゆる医療資源を投入して命を守ろうとしてきた。もちろん、元からの状態が寝たきりで植物状態にある方まで延命するかどうかは以前から議論があったが、少なくとも自立した生活を送る高齢者の命は、全力で守るべきものとされてきたのである。

それが日本の救急医療だったのだ。

ところが、コロナ禍では病院に次々と運び込まれるコロナ患者をもはや診きれなくなり、治療しても回復せず亡くなっていく高齢患者が溢れ、ベッドを埋め尽くした。すると、若年層の交通事故や心筋梗塞の患者まで受け入れられなくなり、**「若い命を守るためには、高齢**

者は犠牲になってもらうしかない」というシフトが起きた。この風潮は医療現場にも蔓延し、「70代を超えてコロナに罹患したら、死んでも仕方ない」「そこに医療資源を使う余裕はない」といった考えが広がったのだ。

こうした**「命の選別」ともいえる状況は、コロナ禍が収束した今も変わっていない。**円安やインフレに直面し、「もはや日本には高齢者に医療費を使う余裕はない」といった空気が社会に蔓延している。

果たしてそれで良いのだろうか。**コロナ禍を通して、私たちは改めて「いのち」の尊さと平等さを見つめ直さなければならない。**「社会の発展のためには一定の命を切り捨てても仕方ない」などという風潮を本当に受け入れてしまって良いのか。

医療者である私には、この問いに向き合い続ける責任がある。コロナ禍で変容した命の価値観を再考し、より公平で思いやりのある社会を目指す必要がある。それこそが、この苦難の時期から私たちが学ぶべき最も重要な教訓ではないだろうか。

2度の表彰を受けて

当院は、開院からわずか2年で埼玉県知事から「救急医療功労医療機関」として表彰された。同時に、「埼玉県医師会表彰」も受賞した。通常、これらの表彰は20〜30年の実績を持つ病院が受けるものであり、短期間での2度の表彰は、身に余る光栄であった。

埼玉県医師会は、30から40ほどの地区医師会で形成されている。その中の一つである東入間医師会のＰＣＲセンターは当院が受け持っていたため、東入間医師会のＰＣＲの検査数は他を圧倒していた。東入間医師会長は、当院のおかげで他の医師会から尊敬の眼差しを受けたと感謝してくださったほどだ。

行政機関や近隣自治体の首長、議員からも多大な支援を受けた。ふじみ野市長は直接会いにきてくださり、たくさんの支援物資を届けてくださった。富士見市長、三芳町長や健康増

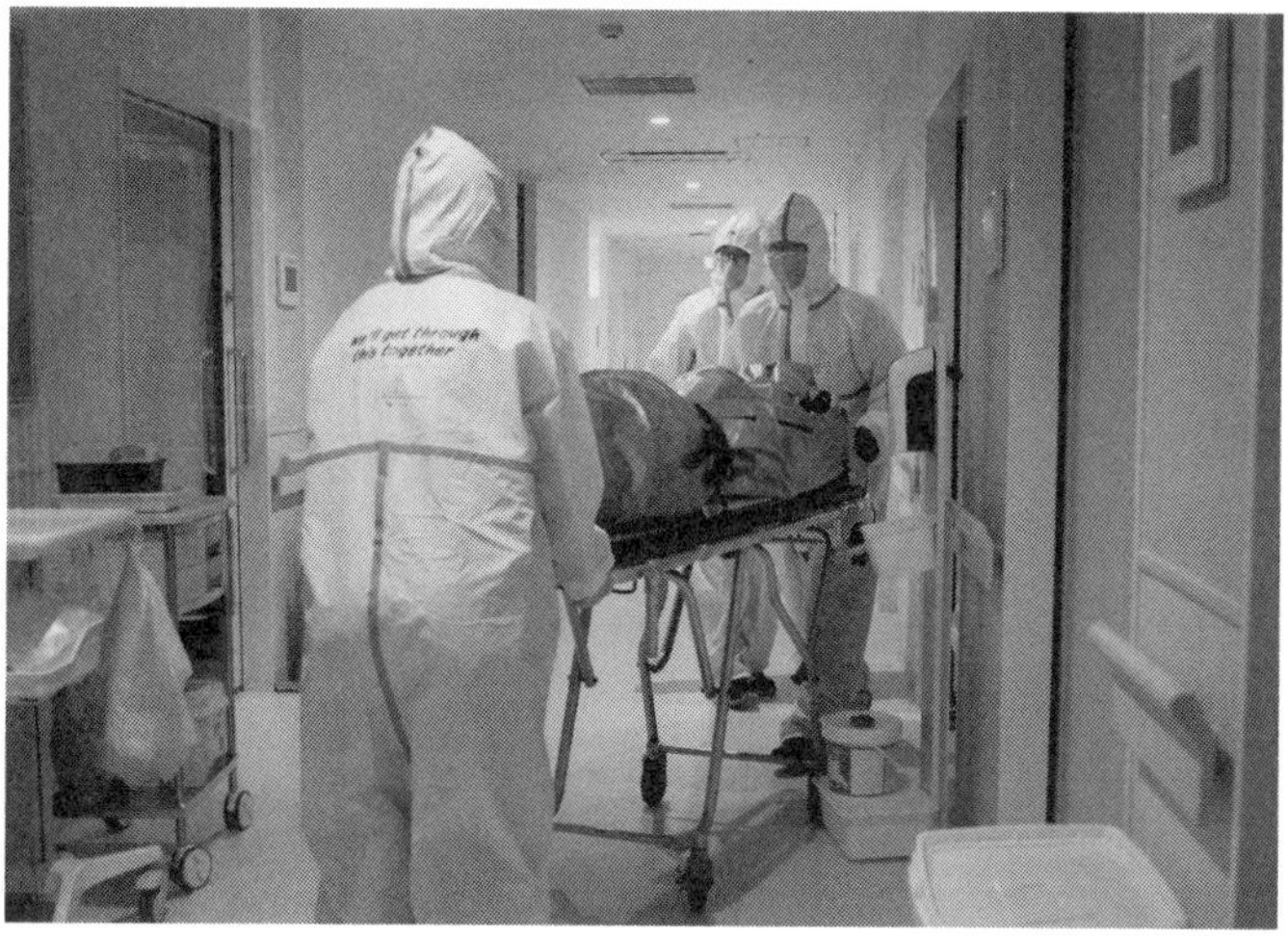

進課の課長をはじめとする行政機関や近隣自治体の方々、国会議員の先生をはじめ医療系の議員の方々も何人も視察にきてくださった。

直接の訪問や支援物資の提供、視察や励ましの言葉は、大きな励みとなった。当院の取り組みが広く認知され、こうしたさまざまな立場の方々から支援や応援をいただけたことは、私たちにとって何よりも心強く、また身が引き締まる思いでもあった。

最も称賛すべきは、過酷な環境下でも献身的に働き続けたスタッフの努力である。彼らの献身なくして、当院の成果はあり得なかった。**今後も10年周期で訪れるであろう次のパンデミッ**

クに備え、当院はこの経験を活かし、地域医療の要として役割を果たしていく決意である。

今回の経験で、小さな医療機関でも十分に戦えることが証明された。**設備が整っていなくても、プレハブで対応できることが分かった。**この貴重な経験を活かし、次のパンデミックの際にはより速やかに体制を整え、迅速に戦いを開始できるはずだ。

当院の取り組みは、パンデミック対応における良い前例になったのではないだろうか。これは記録に残すべき重要な出来事だと感じている。私たちの経験が、将来の感染症危機対応の一助となることを願ってやまない。これからも、スタッフの尽力と支援してくださった多くの方々への感謝の気持ちを忘れず、謙虚に、そして強い決意を持って、地域医療の発展に貢献していきたい。

未来へのメッセージ

ふじみの救急病院は、パンデミック初期の混乱の中にあっても、小さなクリニックであることを理由に立ち止まることはなかった。

多くの大病院や大組織が恐れから身動きが取れない中で、当院はどこよりも早くコロナと戦うことを決めて動き始めた。設備が整っていなくても、プレハブで対応するなど、自分たちにできることを精一杯やろうと決意したのだ。

社会のために、**ただ待っているだけではダメだ。**他の医療機関が動き始めるのを待つのでもない。大病院でなくても、設備が十分でなくても、**まずは自分にできることを最大限にやる。**それが一番大切なことだ。

この姿勢は、医療機関としてだけでなく、人生においても非常に大事なことだ。自分の人生の主人公は自分自身であり、他人から「こうしろ」とか指示されるような他人まかせの人生ではなく、**自分の頭で最大限に考え、最善と思われることを全力で行動に移す。**それが人生だ。

とくに**有事の際は、とにかく今自分にできることを自分の頭で考え、行動する。**今回のコロナ禍を経験して得られた教訓だ。

「ふじみの救急病院」の経験は、困難な状況下でも、自ら考え、行動することの大切さを示している。設備や環境に恵まれなくても、できることから始める。一人ひとりが自分の人生と社会に責任を持ち、最善を尽くす。

この教訓を、多くの人々と共有したい。この本を読んでいる一人ひとりが、自分の人生の主人公として、最善を尽くす生き方を選んでほしい。組織を率いる人は、規模の大小に関わらず、できることから始める姿勢を大切に、組織を作っていってほしい。そうすることで、私たちはどんな困難にも立ち向かい、乗り越えていけるのだと確信している。

第2部

世界を治す医師
～成長の軌跡～

とりわけコロナ禍以降、ありがたいことに私の経歴や考え方に興味を持ち、質問してくださる方が増えている。

そこで第2部では、私の人生の歩みを振り返り、私がなぜ医師になり、価値観がどのように形成されてきたのかをお伝えしようと思う。より多くの方々に、私の経験から何かを感じ取っていただければ幸いだ。

第1章 やんちゃな少年時代

多感な幼少期

１９７３年２月、私は福井県立病院で生まれた。母の実家が福井にあったため、里帰り出産だったのだろう。父は石川県出身の整形外科医で、金沢大学附属病院に勤務していた。私は生まれてすぐに金沢に戻り、幼稚園の年少までをここで過ごした。

私には１学年上の姉と３学年下の妹がいる。当時の私は、朝早起きして親の金を財布から抜き取り、駄菓子屋で好き放題に使うという末恐ろしい悪ガキだった。

「お金っていいいな。何でも買えちゃうじゃん」

——そんなことを考えていたのだ。

父は金沢大学医学部、母はお茶の水女子大学を卒業している。母は、自宅で公文式の教室を開いており、私と同年代の子どもたちが通っていた。時折そこで集まりがあり、母がみんなにミートスパゲッティなどをふるまっていた。私もミートスパゲッティを運ぶのを手伝ったことがある。しかし不運にもというかやっぱりというか床にひっくり返してしまい、大変なことになってしまった。実はこの時、母はあまり私には手伝って欲しくなさそうな顔をしていたのだが、普段の様子からこうなることを予想していたのかもしれない。

姉は公文式に通っていたが、私はやんちゃすぎて母から早々に見切りをつけられ、公文式のプリントを1、2枚やった程度で終わった。結局、私にとって母の公文式教室の思い出は、数枚のプリントをやったことと、ミートスパゲッティを豪快にぶちまけたことくらいだ。とにかく習い事は長続きしなかった。そろばんも3カ月ほどで辞め、書道に至っては1週間ももたなかった。

その後、私はとくに習い事をせず、自由奔放に過ごしていた。本を読むのが好きだったわけでもなく、読むとしても『ドラえもん』などの漫画がせいぜいだった。

父の仕事の都合で、私たち家族は転勤族だった。幼稚園の年中の時に富山市へ、年長の時に京都府の舞鶴市へ引っ越した。結果として、幼稚園時代に３カ所の園を渡り歩くことになった。

富山の年中時代、近所の中学校に乗り込んでは女子生徒のスカートを次々とまくり、彼女たちが悲鳴をあげ逃げ惑う一方、男子生徒は周囲で狂喜乱舞し応援してくれていた。

舞鶴の幼稚園に年長で転入した時のこと。みんなが平仮名の勉強をしている最中、先生の「あ」の行、「い」の行と順を追った指示を全部無視して、私は一気にすべての平仮名を書き上げた。「今頃こんなことやってるのか」と思わず呟いてしまうほど、周りと比べて私は随分と早熟だった。

ヒーロー？　それとも悪童？

小学３年生までを舞鶴で過ごした。小学校に上がると同時に、私のやんちゃぶりは加速していた。相変わらず親からお小遣いをふんだくっては駄菓子屋で使い、中高生に混じりゲームセンターに出入りするなど、典型的な昭和時代の悪ガキだった。

教室の席は後ろから2番目。私の後ろの席には、とんでもない問題児が座っていた。私はよくその子と喧嘩になり、文房具をガチャガチャしたり騒いだりした。

担任は若い女性教師だった。まともに授業ができない状況に、泣きながら「授業を受ける気がないなら出ていきなさい」と言い放った。そして、私とその子は教室から追い出されてしまった。その後もグラウンドで喧嘩をし、怒りのあまりランドセルを投げ捨てて家に帰ってしまうこともあった。

給食の時間にも、私はとんでもない行動を取っていた。牛乳やおかず、ご飯など、すべての食べ物を1カ所に混ぜ合わせる……というより、むしろ1カ所にぶちまけて食べていたのだ。教室の女の子たちの反応は2つに分かれた。半数は「キャーキャー」と悲鳴を上げてドン引き。残りの半数は私の行動を「ヒーロー的」と見なしていたようだ。「すごい！　こんな食べ方ができるんだね！」と、妙な感心をされたものだ。

小学3年生の終わり頃、父の仕事の都合で富山県への転校が決まった。すると、クラスの女の子たちから寄せ書きをもらった。その中に、こんな一文があった。

「新しい学校に行ったら、そういう食べ方をするとみんなびっくりするから、やめたほうがいいよ」

実は、その文を書いてくれた子こそ、私の初恋の相手だった。初恋の女の子からの優しい忠告は、私の心に深く刻まれることとなった。富山での新生活では、給食の食べ方を改めようと心に誓ったのである。

学習意欲の目覚め

引っ越し先の富山県高岡市は人口17万人を擁する富山県第二の都市だった。街中にはちんちん電車が走り、車の往来も多い。排気ガスで喉を痛め、「とんでもない大都会に来てしまった」と感じたものだ。

舞鶴では、やんちゃな性格が災いして先生を泣かせることもあったが、高岡市の小学校では事情が一変した。始業式で体育館に集められた私たち児童に、先生は富山の方言で「だらぶつが！」と厳しい口調で叱責する（「馬鹿者！」という意味だ）。

「早くしろ、だらぶつが！」と強い口調で叱る先生の姿に、私は大きなカルチャーショックを受けた。田舎の優しい先生とは正反対の、厳しい先生との出会い――。これが、高岡市での新生活の始まりだった。

高岡市での小学校生活で、私の勉強に対する姿勢は大きく変化した。そのきっかけは、ある日の算数のテストでのことだ。テストにはひし形の面積を求める問題が出題された。普通のひし形の面積なら簡単に解けるのだが、この問題では図形が斜めにずれていた。一見すると長方形ともひし形とも異なる形に見えるのだ。私は問題の意図がつかめず、途方に暮れてしまった。

その時、見回りに来た担任の先生が私の問題用紙を少しずらしてくれた。すると、不思議なことに斜めにずれていた図形が、ひし形に変身したのだ。

「これ、ひし形じゃん！」

その瞬間、私の中で何かが劇的に変わった。

問題を違う角度から見ることで、難しく思えた課題が簡単に解けることに気づいたのだ。この体験は、学ぶことの面白さと、視点を変えることの重要性を教えてくれた。そしてそれまで単調で退屈に感じていた勉強が、突然、新しい発見の連続に思えてきたのだ。

その体験を境に、私は勉強に目覚めた。

小学5年生、6年生と進級するにつれ成績となって如実に表れ、圧倒的な学年トップの座を維持し続けた。テストは常に満点。6年生の時には、担任の先生から「教壇に立って児童を教えてほしい」と頼まれるほどだった。

しかし、私の説明はペースが速すぎて誰もついて来られず、結局、教師役はあっさりと降板。自分の考えを人に説明することの難しさを痛感した。

小学校に埋めたタイムカプセルには「将来医者になる」と書いた記憶がある。だが、決して深い意味があったわけではない。父親が医者だったことと、それなりに勉強が得意だったことが理由で、なんとなくそう書いたのだと思う。

中学時代、いじめにあう

中学校生活は、私にとって厳しい時期だった。入学してすぐにいじめのターゲットになってしまったのだ。当時の公立中学校は荒れていて、問題行動を起こす生徒も多くいた。

そんな環境で、私は勉強ができることを鼻にかけるような、生意気な態度を取っていたように思う。おそらく、それが同級生の反感を買い、いじめにつながったのだろう。

暴力を振るわれたこともあった。小学3年生までは喧嘩もしていたが、小学4年生からは勉強に目覚め、おとなしい優等生タイプになっていた。そんな私には、抵抗する術もなかった。

とくにつらかったのは、小学5年生から仲良くしていた親友からの嫌がらせだった。私は作文で彼のことを「大好きだ」と書いていたほど慕っていた。一緒に勉強も頑張っていた友人だった。

しかし、中学に入ると彼の様子が一変。廊下ですれ違う度に殴るふりをされたり、さまざまな嫌がらせを受けたりした。当時は理由も分からず、ただ耐えるしかなかった。今思い出しても、やるせない気持ちになる。

それでも中学2年生になると、状況が好転し始めた。徐々に仲の良いグループができ、ファミコンや釣りに明け暮れるようになった。つらい日々を過ごした1年生の頃とは打って変わって、それなりに充実した日々を送れるようになっていた。

人生の意味を問う高校時代

私は高校までノートを取ったことがなかった。授業中は腕を組んで先生の話に耳を傾け、その場で理解し、覚える。夏休みの宿題も結局すべてやらずに怒られることもあったが、宿題をやらなくても覚えられるので、やがて何も言われなくなった。

中学3年生の時には学年トップの成績で、当時公立高校の中では全国3番目くらいの県立高岡高校に進学。高岡高校は、千葉高校、浦和高校と並んで、日本三大公立進学校の一つとして知られ、他校の教師が視察に訪れるほど全国的にも有名な進学校だった。

当時は、現役東大合格率が公立高校の中で全国一を誇っていた。その一方で、高岡高校は漫画家の藤子不二雄の母校でもあり、図書館には『ドラえもん』の全巻がそろっているという、ユニークな一面も持ち合わせていた。

高校に入学してからは一転、いじめとは無縁の日々を送ることができた。それぞれの中学でトップクラスの成績だった生徒たちが集まっていたので、互いに尊敬し合う雰囲気があったと思う。

ただ、おかしな点があった。それは「自分こそが○○中学のトップだった」と名乗る生徒の数が、実際の地元中学校の数を上回っていたことだ。きっと誰かがさばを読んでいたに違いない。

部活には入らず、友人とよくゲームをしていた。中でもとくにハマったのが歴史シミュレーションゲーム「信長の野望」だった。このゲームでは、プレイヤーが戦国大名となって天下統一を目指す。私はこのゲームを通して「上杉謙信」という武将に魅了された。最初はゲーム内で最強の戦闘力を持つ謙信公に純粋に興味を抱いた。さらに、地元の英雄だったこともあり、その魅力にますます惹かれていった。

それからいろんな資料や本を読み、次第に彼の生き方にも共感するようになった。謙信公は最強の武将だったが、自分の力を誇示するためではなく、助けを求める者がいれば、見返りを求めずに領土を取り返してあげるような義の武将だった。

この頃から私は謙信公を師と仰ぎ、部屋には彼の絵や像、家訓などを飾るようになり、今でも毎日拝んでいる。我欲を持たず、世の中に秩序をもたらすことに一生を捧げた人物は、他にはいないだろう。

一方で、私がこれほどまでに謙信公にのめり込んだ背景には、父親との関係性もあったと思う。父は医者だが、子育てにはあまり興味がない人だった。平々凡々とした人で、「勉強をしろ」と言われた記憶もないが、人生について語ってくれたこともない。

正直なところ、父からは人生の指針となるような言葉や教えをほとんど受けてこなかった。いわゆる普通の父親像として期待されるような関わりがなかったのだ。そのため、私は理想の父親像を謙信公に重ね、心の拠り所としていたのかもしれない。

歴史上の人物に理想の父親像を見出すことは、現実の父親との関係の欠落を埋めるためであると同時に、自分自身の人生の方向性を確立するための手段でもあったのだろう。謙信公を通じて、私は自分なりの道しるべを見出していったのだ。

図書館で見つけた生きる意味

私は「人生とは何のために生きているのか」という問いへの答えを求めていた。高校時代はあまり本を読まなかったが、今でも家に大切に保管してある一冊の本がある。

それは、あまり有名ではない、むしろマイナーな本だが、コンノ超元が書いた『人生学』(風土社)という本だ。人生に迷っていたとき、偶然図書館で見つけたものだ。

「人は世の中をよくするために生まれてきた。そうでなければ、世の中を悪くするために生まれたということになる」という一節が印象的だった。

非常に理屈っぽく書かれていたが、それに妙な共感を覚えた。

そのとき悩んでいたことの答えが、すべてこの本に書かれているように感じた。付箋やマーカーを使って印をつけ、自分なりにまとめながら、深く読み込んだ記憶がある。

私の人生観に大きな影響を与えたものを挙げるとすれば、迷うことなく謙信公と、この『人生学』という本を選ぶだろう。

ちなみに、この本は図書館で借りたものだったはずだが、今でも私の家にある。あまりにも没頭して読み込んでいたため、つい返却の機を逸してしまったのだ。時効だと思いたいが、本の背に付いた図書館のシールが、時々私の良心にチクリと刺さる。

仏教に親しむ

石川県の山中温泉には、奈良時代から続く真言宗の準別格本山「医王寺」がある。私の父親はそこで育ち、現在は私の叔父が寺を継いでいる。

子どもの頃からお盆などの際には、家族みんなでこの寺に行き、仏教に親しんでいた。本堂などは私たち子どもの遊び場でもあった。寺では法要などの行事が行われることも多く、境内は広く、裏山にはアスレチックもあった。

私は、この寺の住職の孫の一人で、とくに祖母には可愛がられ、こっそりとよくお小遣いをもらっていた。孫は8人いたが、男は私ともう一人の年下のいとこだけだったので、祖母の目にはより一層可愛く映ったのかもしれない。

このような環境から、**私は自然と仏教に親しみを感じ、興味を持つようになった。**

お釈迦様の教えの中に、「サイ（動物）の角のようにただ独り歩め」というものがある。サイは基本的に群れを作らず、単独で行動する。人間も周りに影響されず、いろんな執着から離れ、孤独を恐れず進みなさいということだ。

仏教を深く学んでいくうちに、私は原始仏教と現代の仏教との間にある「違い」に気づくようになった。お釈迦様が直接説いた原始仏教は、時代とともに変化を遂げ、小乗仏教、大乗仏教、密教などさまざまな宗派に発展していった。

仏教の根本の教えとして「四諦八正道」があるが、現代で広く見られる「お参りをすればご利益がある」という考え方は、どこにも見当たらない。お釈迦様の教えの中には、そのようなご利益を求める考え方は一切含まれていないのだ。むしろ、仏教の本質は、煩悩や執着から解き放たれ、真の自由と平安を得ることにある。これは、先ほどの「サイの角」の教えとも通じるものだ。

私たちが五感を通して認識しているモノは、仏教の教えによれば、確かな存在ではないとされる。目や耳、その他の感覚器官を通して、モノが存在すると感じているだけであり、その実態は「空」であるという。

つまり、**私たちが感じている世界は今現代の言葉でいう「仮想現実」のようなものであり、実体は存在しないのである。**

仮想現実のような世界に執着しても意味がないのに、人はどうしてもそれに執着してしまう。この「執着から離れない限り、苦しみから逃れることはできない」というのが、お釈迦様が説いた仏教の原理である。

進路の選択

仏教の教えを学ぶ一方で、私は将来の進路や自分のやりたいことについても深く考えるようになった。「本当に進むべき道は何か」「自分が本当にやりたいことは何か」など人生についていろいろ考えているときは、中国の古典、孔子や老子の教えに強く惹かれた。

多くの同級生がただのテスト対策としか見ていない漢文の授業が、私にとっては宝の山のように感じられた。先生の解説に、私は目を輝かせて聞き入り、古代中国の思想家たちの言葉一つひとつに深い意味を見出していった。

同時に、ニュースで流れる政治の話題には違和感を覚えるようになった。政治とは本来、世の中を良くするための政策を考え実行することのはずだ。しかし、自民党の派閥争いや数の論理ばかりが報じられる政治の現状に、私は深く失望した。総理大臣の発言すら、私には物足りないものに思えた。

自分がやったほうが１００倍マシだ。自分なら、賄賂を受け取ることもないし、本当はやりたくないけど、親が政治家だからとりあえず政治家になるようなことも考えない。

「世の中をよくしたい。テレビで見る総理大臣や政治家よりも、自分のほうがもっと大事なことを考えている」。そう思っていた。

反抗期のできごと

高校2年生の16歳のとき、私は人生の方向性について真剣に考え始めた。しかし、このような重要な問いに直面したとき、両親、とくに父親の反応に物足りなさを感じた。

「人生の目的は何か」と尋ねても、父からは明確な答えが返ってこなかった。父も母も、ただ進路選択の時期が迫っているという現実的な観点から、それなりの大学への進学を期待しているように思えた。

この時、私は激しい反抗期だった。孔子や老子の思想に触れ、世の中の在り方に疑問を感じる私に対し、両親は「平凡が一番」「決まったレールの上を歩けばいい」という考えだった。彼らの価値観は、私の目には狭く、浅はかに映った。

「世の中はこういうものだ」という親の言葉に、私は激しく反発。自分の部屋に鍵をかけ、反抗した。壁を殴ったり蹴ったりして穴を開けたこともあった。

両親と衝突し、２週間ほど部屋に引きこもっていた。最終的に、父親が私の部屋の扉を破壊して乱入してきたとき、私は籠城していた自分の城が陥落したような衝撃を受けた。当時の私は、２階の窓から飛び降りて死のうかとさえ考えるほど、精神的に追い詰められていた。

自ら心を開いて扉を開けたのならまだしも、暴力で強制的に入ってこられたことに深い傷を負った。私にとっては心の聖域を侵害されたような衝撃だったのだ。それは単なる物理的な侵入以上に、私の内面や自律性への侵害のように感じられた。

この衝突以来、私と両親、とくに父親との関係は長い間、絶縁状態に近いものだった。お互いの価値観は埋まらず、心の距離は開いたままだった。しかし、時が経つにつれ、私自身も成長し、医師としてのキャリアを築いていった。

そんなある日、父が体調を崩し、倒れたという知らせを受けた。私は医師として、また息子として、父を自分の病院に入院させることにした。この出来事をきっかけに長年続いた対立にも一応の和解が訪れた。

第2章 旅する青年時代

理想と現実

父親への反発心みたいなものがあったので、私の進路に「医学部」という選択肢はなかった。結果として、高知大学の理学部地学科で資源探査学を学ぼうと決意。この決断を下す過程で、一般的に期待される学歴や通常の人生経路についての考えは消え去り、ただ「世の中をよくしたい」という思いだけが私の進路選択の動機となった。

高知大学を選んだ背景には、漫画『ジパング少年』の影響が大きい。主人公は当時の私と同学年。厳しい校則に反発し、校則反対運動を行う主人公が最終的には「自分で理想の学校を作ろう」と、資金集めのために南米ペルーに渡り、黄金郷を探すという物語だ。

既存の枠組みに疑問を投げかけ、自分の理想を追求する主人公の姿勢に、私は強く共感した。ちょうどその頃、漫画が連載されていて、周りの友達からも「この主人公は君みたいだね」と言われていた。

「世の中を良くしたい」という強い信念はあったものの、具体的にどうすればいいのか悩んでいた。仏教の八正道や正しい行いについて考えても、どう行動すべきなのかが分からなかった。

そして当時の私には、政治的なつながりも、社会的な経験もなく、そしてお金もなかった。そんな状況で、どうやって世直しができるだろうか。

まず必要なのは――そう。「資金源の確保」だ。

この漫画には、地学を勉強し、その知識を使って金の鉱脈を見つけるというシーンがあった。私は「これだ」と感じた。漫画の主人公のように金の鉱脈を見つけるか、石油を発見するか。そうして得た資金を元手に、世の中を変える道を切り拓こうと。

それまで物理と化学しか選択していなかった私が、突如として地学科に進もうと決心。地学には宇宙、地震学、化石学などさまざまな分野があるが、私はとくに資源探査に惹かれた。そして、地学の発祥の地である高知大学を選んだのだ。

将来的には自分も南米に行って金を探すような冒険をしてみたいと考えていた。「世の中を良くしたい」という思いはあるが、資金も専門知識も不足している。漫画のようにはいかないだろうが、まずは地学科で資源探査学を学び、必要な知識と技術を身につけることから始めようと思った。

だが、理想と現実のギャップを痛感するのに、そう時間はかからなかった。大学に入学し、地学科での最初の自己紹介で、私は堂々とその目的を語った。「資源を探し、それを元手に世の中を良くするために学びにきました」と。その瞬間、クラスメイト全員がドン引きしたのだ。

資源探査学があるからという理由で入学してきた学生は他に一人もいなかった。講座は確かに存在していたが、その内容は期待とはかけ離れたものだった。

資源探査は主に商社が衛星を駆使して行うもので、ジャングルを冒険しながら行うものではなかったのだ。それでも私は、「南米に行って金を掘る」という壮大な計画を口にしていた。とはいえ、実際は外国語も話せず、海外に行った経験もない私にとって、そのような冒険は遠い夢のようなものだった。

徐々に自分の計画が現実離れしていることに気づき始めた。「これは違うな」「無理かな」という思いが大きくなっていった。頭の中で理想と現実がぶつかり合う中、思いのほか早く決断を下すことになった。

大学中退

高知大学に入学してわずか3カ月ほどで中退を決意。夏休みの頃にはすでに高知を離れていた。正式に大学に中退届が受理されたのは12月だが、実質的にはそれよりもずっと早く大学生活に終止符を打っていた。

中退を親に認めてもらうための最も無難な方法として、「医学部を受け直す」と伝えることにした。ギャンブルともいえる資源探査の夢から、比較的安全で確実な医師への道へ大きく舵を切ったのだ。振り返れば、医師になるという選択肢は常に私の人生の片隅にあったのかもしれない。

父親も医師であり、小学生の頃のタイムカプセルにも「医者になる」と書いていた。

とはいえ、本当に医学部に行きたいという強い動機があったわけではない。むしろこの決断は、旅に出たり、さまざまな経験を積んだりするための方便だった。この時点では、医学部受験は純粋な目標というより、一時的な逃げ道のようなものだったのかもしれない。

私は実家に戻り、医学部受験のために予備校に通うことにした。しかし、在籍はしていたものの真面目に授業も受けず、ほとんど通わなかった。代わりに、ゲームセンターに行ったり、同じ浪人仲間と遊んだりして日々を過ごしていた。

「医学部に行く」と言って大学を辞めたものの、実際のところ本気で医学部に行く気持ちはあまりなかったからだ。「世の中をよくしたい」という思いは強かったが、その具体的な方法はまだ模索中だった。勉強に身が入るはずもなく、翌年の医学部受験は失敗に終わった。

初の海外一人旅（タイ・ネパール）

「海外に行こうかな……」

この時期、私の中で新たな思いが芽生え始めていた。漫画『ジパング少年』で南米を旅する主人公の姿に憧れたが、私自身はまだ一度も海外に足を踏み入れたことがなかった。

将来を模索する中で、一人で海外を旅する経験が自分の成長に必要だと考えるようになった。母親の後押しもあり、1993年8月30日、20歳の私は一人で約1カ月の旅に出た。

初めての海外はネパールに向かう途中、トランジットで立ち寄ったタイだった。わずか1、2泊の短い滞在ではあったが、私にとって貴重な第一歩となった。

宿泊先として選んだのは、カオサン通りという有名な安宿街だ。ここは、世界中からバックパッカーが集まる拠点として知られている。当時はインターネットがなかったため、旅の

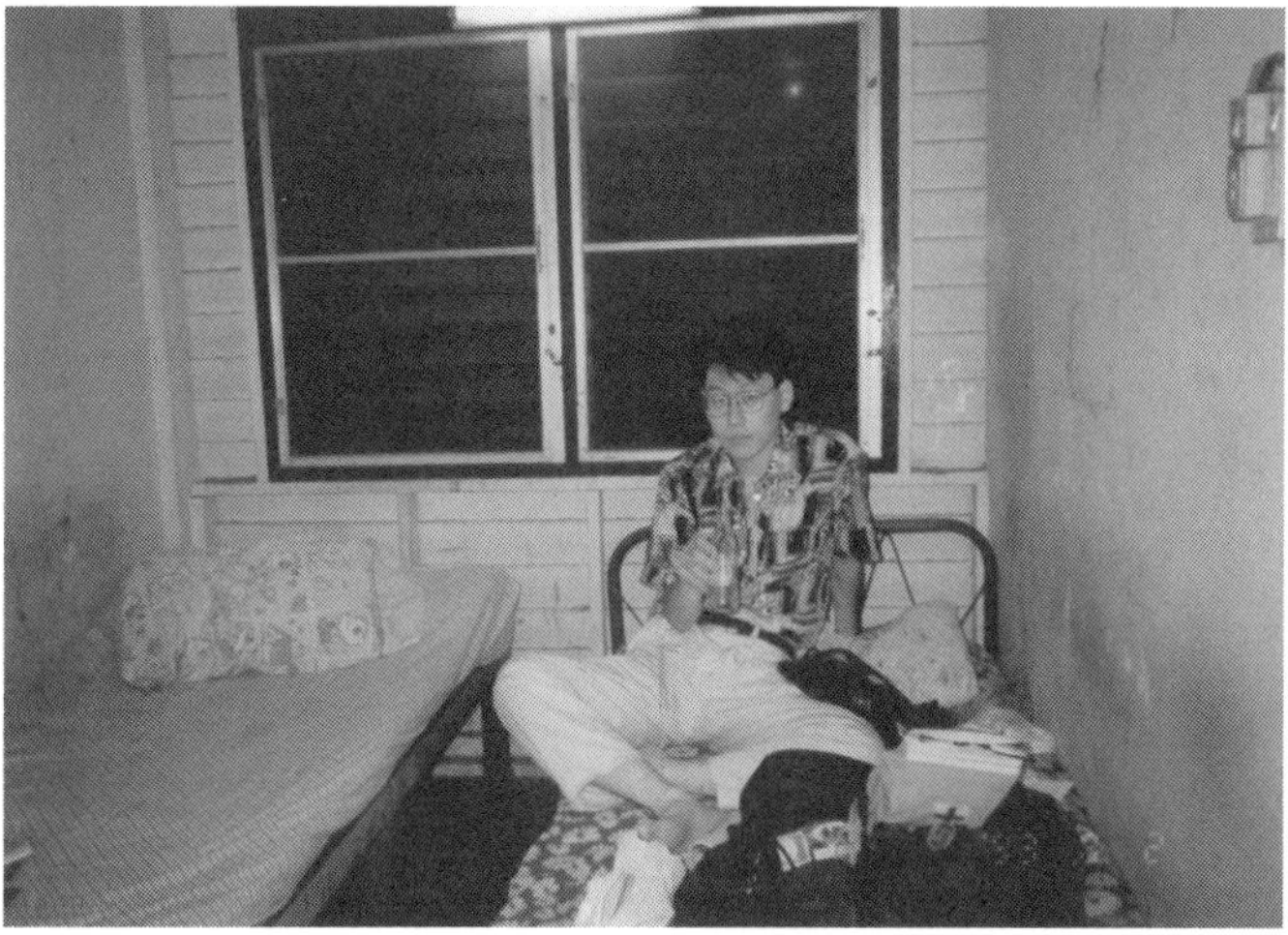

タイ　バンコクの安宿街　カオサン通りのゲストハウス　1泊300円

情報を得る手段は限られていた。

そんな中、安宿に置かれたノートブックが貴重な情報源となっていた。このノートには、先に滞在した旅行者たちが自らの経験を書き残していた。どこに行けば面白いのか、何に気をつけるべきか、そういった生の情報が詰まっていた。

お釈迦様が生まれた地

旅の最大の目的は、お釈迦様の生まれた場所「ルンビニ」を訪れることだった。世界遺産にも登録されているこの地は、ネパール南部タライ平原にある小さな村だ。インドとの国境付近にあり、わずか10キロほど移動すればインドに入ることができる。

お釈迦様は生まれてすぐに立ち上がり、7歩歩いたといわれている。そして、右手で天を、左手で大地を指差しながら「天上天下唯我独尊《てんじょうてんげゆいがどくそん》」と説いたという。この言葉の意味についてはさまざまな解釈があるが、一般的には「この世界に生きるすべての人は、誰とも代わることのできない一人として尊い存在である」という教えを表しているとされている。もちろん、これは史実というよりは釈迦という存在を神格化した逸話だろう。しかし、この物語は仏教の根本的な思想を象徴的に表現しているといえる。

実際に訪れてみると、「ルンビニ」は想像以上に田舎だった。周囲には田んぼや荒れ地が広がり、都会的な要素は皆無だ。しかし、古い史跡はしっかりと残されており、お釈迦様の生誕に関わる遺跡を見ることができる。

巡礼団や仏教関係者が頻繁に訪れているのか、お賽銭箱やドネーションの案内が設置されていた。日本語の案内も見かけたので、日本の仏教系の団体も訪問しているのだろう。

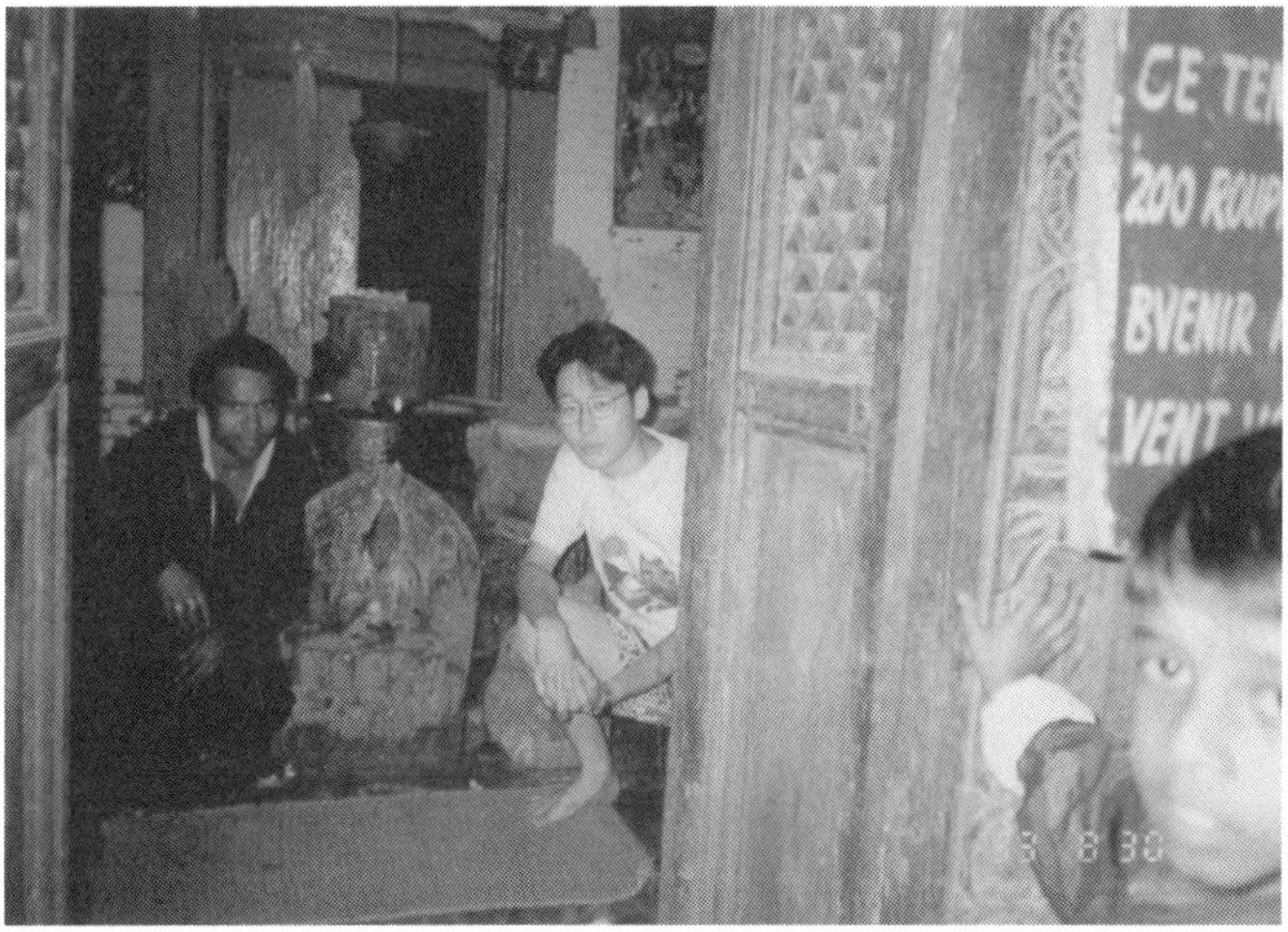

ネパール　カトマンズ　ダルバールスクエアの寺院に住み込むビルバルさんと（後に日本で働くなど交流あり）

旅のもう一つの目的は、お釈迦様が幼少期を過ごした釈迦族の城「カピラバストゥ城」を訪れること。**お釈迦様の生まれた場所と育った場所、この２つの聖地を巡ることが私の旅の目的だった。**

当時の私は人生に悩んでいた。行き先を決める際、「仏教の史跡が見たい」という思いからネパールの「ルンビニ」を選んだ。知らない土地を歩き、新しい文化に触れ、さまざまな出会いを経験した。旅の醍醐味を一通り体験し、その魅力に引き込まれた。

価値観の転換点（インド）

高校2年生の頃から抱いていた「社会を直したい」「世の中をどうにかしたい」という思いは、ずっと変わらなかった。

しかしその具体的な方法については、当時の私にはまだ明確なビジョンがなかった。とりあえず医学部を目指そうかという気持ちになってはいたが、まだ「医者になることが世界をよくすることにつながる」という確信は持てていなかった。

インドへの旅は、そんな私の価値観に大きな影響を与える転換点となった。日本社会に根付いた既存の枠組みから少し外れた、バックパッカーやヒッピーと呼ばれるような人々との出会いと交流を通じて、多様な生き方や考え方が存在することを実感し、私の世界観を大きく広げる契機となった。

インドへの旅について、よく耳にする話がある。「インドに行くと人生観が変わる」というものだ。多くの人が、ガンジス川のほとりで行われる火葬の光景や、その川での沐浴がそうさせると言う。確かに、死体が焼かれてそのまま川に流されるような光景は、日本では見られないものだ。

だが私自身はそういった光景を見ても、とくに大きな衝撃は受けなかった。安易に影響を受けるのがいかにもミーハーな気がして平気な振りを装いたかったのかもしれない。

むしろ私にとって印象的だったのは、もっと日常的な光景だ。

インドの街中には牛がたくさんいて、道路は牛のフンだらけ。サンダルを履いて歩いていると、ついつい牛のフンを踏んでしまう。サンダルからはみ出した踵で牛のフンを踏み、ぬるっとした感触を味わう。

最初は気持ち悪く感じていたが、だんだんとそれも気にならなくなってきた。「牛のフンを踏んでも平気」という衛生観念の変化。それは、異文化に適応していく過程での小さな、しかし確かな変化だった。

見たことはないけれど一般的に有名な光景よりも、こういった日常的な小さな経験の積み重ねが、私の価値観や世界観を少しずつ変えていった。それは、何か壮大な気づきというよりは、異なる文化や環境に対する適応能力の向上だったように思う。

お坊さんとの出会い

とくに印象深かったのは、サールナート（鹿野苑）での経験だ。ここはお釈迦様が最初に説法したとされる四大聖地の一つだ。

この場所に、日本人のお坊さんが管理する日本のお寺があった。このお坊さんは少しニヒルで皮肉屋な性格で、他の寺院からは異端児扱いされていたようだ。現代の仏教界の慣習、とくに「お賽銭を上げて祈ればご利益がある」という考えを強く否定していた。これらはお釈迦様の教えから大きく逸脱しており、本来の仏教とは全く異なるものだという。四諦八正道に代表される原始仏教の教えこそが真の仏教だと説き、自己を見つめ、さまざまな執着から離れることで得られる解脱こそが重要だと熱心に語った。

この寺の宿泊は寄付制で、金額は自由だった。当時の私は、「自由なら10ルピーでいいだろう」と考えた。確か1ルピーが2円だったので、20円相当だ。すると、お坊さんから「100ルピー（200円相当）ほど入れてもらうと助かるのだが」と言われた。

しかし、私はこのお坊さんと気が合った。彼も私のことを気に入ってくれたのか、秘蔵の永谷園のお茶漬けまでごちそうしてくれた。

社会を何とかしたいという思いはあるものの、進路に迷っていた私に、このお坊さんは「世の中をよくしたいと思っているんだったら、医者の道もいいものだよ」と助言してくれた。

「小医は病を治し 中医は人を治し 大医は国を治す」という格言を引用しながら、**「医者は病気や怪我を治すこともできるし、もっと頑張れば人を治すこともできる。さらに頑張れば国や社会さえも治すことができる」**と説いてくれたのだ。

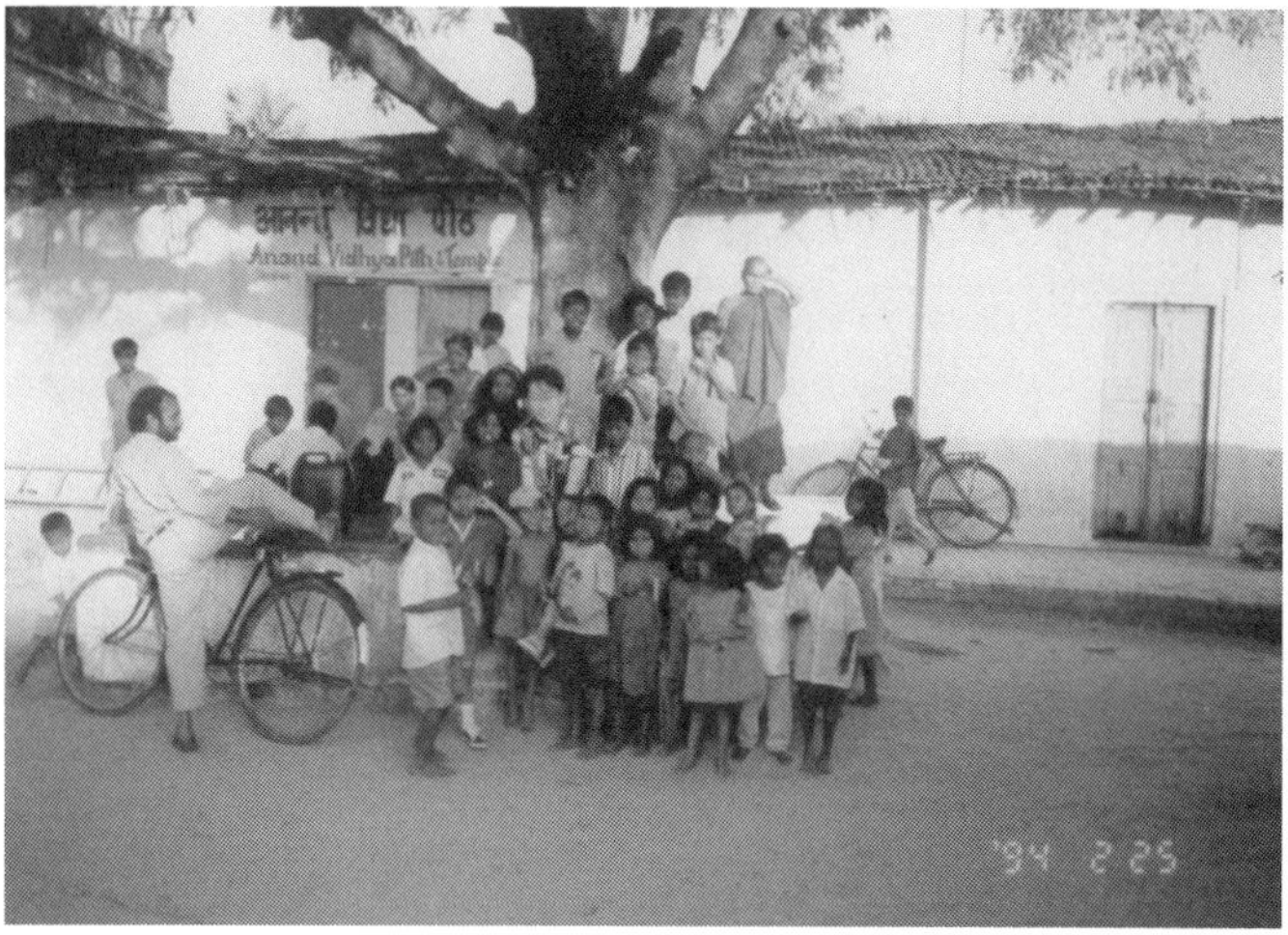

インド　ブッダガヤーの寺院の前

お釈迦様から直接説法を受けたわけではないが、お釈迦様が初めて説法をした場所「鹿野苑」で、このお坊さんから人生の道しるべを授かったことに、私は不思議な縁を感じた。古代の聖地で、現代を生きる僧侶から受けた助言。その言葉が、時空を超えてお釈迦様の教えと重なり合うかのように感じられたのだ。この経験が、私の進路をほぼ決定づけることになった。

お坊さんとの出会いは、私の中に**「世間で言われていることが本当かどうか、疑え」**という姿勢を植え付けた。社会の常識や当たり前と思われていることが、実は全く違う可能性があるという気づきは、私の世界観を大きく変えた。

「レールに乗って進めば幸せになれる」という考え方に深い疑問を持つようになった。既存の価値観や常識を根底から疑い、異なる視点で物事を見る姿勢は、まさにこの旅で培われたものかもしれない。

「もしも」が導く人生の道しるべ

私の誕生日は2月15日でお釈迦様が亡くなった日と同じだ。高校生の頃はよく友達に「ひょっとすると自分はお釈迦様の生まれ変わりじゃないか」と冗談めかして話していた。

そして、私の苗字「鹿野」は、インドでよく見かける漢字。お釈迦様が悟りを開いて、最初の5人の弟子に仏教を説いた地が「鹿野苑」なので多くの仏教聖典に登場する。実際にインドを訪れた際も、お土産物屋のいたるところで「鹿野」という漢字を見かけて驚いた。

さらに私の名前「あきら」は、漢字で日の光と書く「晃」だ。仏教の最高神である大日如来もまた、お日様を表している。

苗字が「鹿野」で、お釈迦様が最初の説法を行った「鹿野苑」と同じ。名前が「晃(日光)」で、仏教の最高神である大日如来を連想させる。誕生日がお釈迦様の命日と同じ2月

15日。そして。祖父母の家がお寺。

いろいろな面で仏教とのご縁を感じずにはいられない。まるで、私の人生が仏教と関わり合うことを運命づけられているかのようだ。

高校生の頃から、私はお釈迦様の生涯や仏教聖典、原始仏教の本などを熱心に読んでいた。それは単なる興味以上のもの、まるで自分のルーツを探るような感覚だった。

お釈迦様は「釈迦族」という王族として生まれ、父は国王だった。跡取りのお釈迦様が誕生したとき、占い師に将来を聞いたそうだ。

「この子は大人になったときに、出家をすれば世界を救うブッダとなり、出家しなければ世界を治める偉大な王になる」

結局、お釈迦様は王位を継がずに出家し、仏教の開祖となった。私は、お釈迦様が出家せずに歩んだかもしれない人生、その分岐点に強い関心を抱いた。

「出家しなかったら、どうなっていたのだろう」と。

お釈迦様の命日が私の誕生日。この偶然から、私はお釈迦様の生まれ変わりかもしれないと思った。この半分冗談めいた考えが、実は自分を奮い立たせる動機になっている。もしお釈迦様が2度目の人生を歩むなら、「出家のルートは前世で経験した。今世は別のルートを追求してみたい」と思うだろう。もちろん、これは単なる想像に過ぎないが、今も私が世界平和について語り続けているのは、そうしたルーツがあるからかもしれない。

自然と背筋が伸びる感覚があり、ちゃんと真面目に、「世界を救うような人生を歩まなければいけない」という思いが湧いてくる。大げさに聞こえるかもしれないが、この思いが、日々の生活や決断の中で私の人生の規範となっている。

医学部合格

大学を中退してからの3年間は、海外を放浪したり、日本に戻って新聞配達や引っ越しのアルバイトを経験したりした。中退後すぐ通っていた予備校も行かなくなっていた。

そろそろモラトリアム期間も終わりに近づいているという雰囲気を感じていた頃、親戚から「晃は何やってんだ」というクレームが入るようになった。そして、東京にある有名な全寮制の予備校に入れられることになる。

しかし、私は寮生活を好まず、杉並区での下宿を選択。結局、この予備校にもほとんど通わず、通学期間はトータルで１カ月にも満たなかった。

新卒の同級生と比べると、私の医学部入学は５浪に相当する年だ。本気で勉強を始めたのは、センター試験のわずか２週間前。ようやく「やばいかな」という危機感が芽生えて１日19時間勉強した。

国立の医学部２次試験の前に私立の医学部にいくつか合格。私は、国立の島根大学医学部の２次試験を受けるために島根を訪れた。

センター試験のボーダーは超えていたので、気合いを入れれば合格できる可能性は高かった。しかし、出雲にある大学周辺はもの寂しい雰囲気で、駅前には活気のない朽ち果てそうな建物が並んでいた。出雲大社は素晴らしかったものの、それ以外には何もないように感じた。

ふいに6年間をこの地で過ごすことへの抵抗感が生まれた。もし、合格してしまえば、学費面で有利な国立大学を選ばざるを得なくなる。手を抜いて受験し、わざと落ちるということも考えたが、それもなんだか納得がいかない。結局、試験を受けずに出雲で観光だけして帰ることにした。

その後、豊明市にある藤田保健衛生大学（現・藤田医科大学）に進学を決意。正規合格で、成績はトップ10に入っており学費免除もして頂いた。

第3章

命と向き合う医師への道のり

父とのエピソード

整形外科医である父の口癖は、「ほっとけば治る」だった。家族の体調不良にはたいてい、この言葉が返ってくる。

当時、整形外科の知名度は低く、しばしば美容整形と混同されることがあった。その度に、「整形外科は怪我や骨折を治すところ」と説明した。他の医療分野に比べてあまり注目されることもなく、外科医や救急医のようにテレビドラマの主人公になることもほとんどない。

そのため、子どもの頃から「医師」という職業に対して、特別に「かっこいい」というイメージを持つことはなかった。父は、夜中に突然呼び出されて病院に駆けつけることもあったが、それを見て「大変だな」と思うことはあっても、憧れや尊敬に結びつくことはなかった。

しかし、小学生の頃の出来事が、私の中で医師の仕事に対する印象を少しだけ変えた。舞鶴に住んでいた頃のこと。転んで膝に1・5センチほどの傷を作ってしまった。

「どうせまた、『ほっとけば治る』って言われるんだろうな」と思いながら、父に見せると、意外にも「病院に行かないといけない」という言葉が返ってきた。まだ誰もいない早朝の病院で、カチャカチャと縫合をする準備を整え、麻酔薬を用意する父。そのとき、少しだけ父を、「かっこいい」と思った。

そのとき父は、私に体育の授業を休むように言った。しかし、当時は連絡帳のようなものがなく、口頭で担任に伝えるしかなかった。担任は針で刺したくらいの怪我と勘違いしたのか、大したことないだろうと判断して、「体育を休まなくていい」と言った。結果として、傷は大きく開いてしまうことになった。

それを見た父は呆れたのか、私がやんちゃで安静にできないことを悟ったのか、そのまま放置。結局、私の膝にはそれなりの傷跡が残ることになった。

父親に対しては、尊敬の念を抱いていたわけではない。

とはいえ、父から学んだ教訓はいくつもある。父は、とにかく真面目で不正や悪事とは無縁の人だ。仕事においても、日常生活においても、その姿勢は一貫していた。世間を欺くような悪いことをしているところを、私は一度も目にしたことがない。

私自身は子どもの頃、親の財布から小遣いを盗み出して駄菓子を買うというようないたずらをしたこともあった。だが成長するにつれ、社会全体に対して悪影響を及ぼす行為や、倫理に反するような行動を取ることには強い抵抗を感じるようになった。父の真面目さは、私の人格形成にも多かれ少なかれ影響を与えているのだろう。

祖父は石川県にある重要文化財も所蔵しているお寺の住職だ。次男である父は寺を継ぐ必要がなかったため、医師の道を選んだ。父はお世辞でもレベルが高いとは言えない地元の高校に通っていたが、その高校始まって以来の秀才と呼ばれたそうだ。当時としては、その高校から金沢大学医学部に進学したことは異例の快挙だったらしい。

小学生の頃の父は、算数の問題を中学生に出して、間違ったらお菓子をふんだくるという悪ガキだったという。どうやら私は父の気質を引き継いでいるようだ。

父は多才な人だ。バイオリンを独学で学び、ピアノやフルートも弾ける。機械にも強く家電の修理も十八番だ。人と話すのが苦手で「医者なら話さなくても良い」と考え医学の道を選んだが、こんなに人と話す仕事とは思わなかったそうだ。

父が医学部に在籍していた時期は、東大紛争に代表されるような学生運動が盛んな時代だった。医学部でもインターンや国家試験のボイコットなどの動きがあり、父もそれに巻き込まれそうになったらしい。しかし父の話によると、そういった運動を先導していた学生が、結局は自分たちだけ試験を受けて上手くやり過ごし、他の巻き込まれた学生たちが実際にボイコットして不利益を被るという事態が起きたという。

この経験から、父は政治というものに対して強い不信感を抱くようになった。学生運動の中で「政治をやっている奴らに酷い目に遭わされた」という思いが、父の中で政治嫌いの原点となったのだ。

そのため、今でも父は政治を嫌う。

それは、私が政治活動に足を踏み入れた際にも顕著に表れた。父は私の政治活動に対して終始反対の立場を取り続けた。

医学部時代

医学部の大学生活は６年間ある。その間もまた、私は中退騒ぎを起こしている。振り返れば、この頃の自分は少々尖っていたのかもしれない。

多くの同世代が描く人生設計「名門大学を卒業して、一流企業に就職し、安定した人生を歩む」そういう人生観には馴染めなかった。代わりに心に抱いていたのは「世界を救うこと、社会をより良くすること」への強い願望だった。

医学部に入学してみると、私の想像とは大きく異なる現実が待っていた。頭に思い描いていたのは、真面目で勤勉な学生たちが切磋琢磨する姿だった。しかし実際の教室は、まるで違った。真面目な学生も勿論いたが、一部では学級崩壊と言っても過言ではない有様に愕然とした。

高級外車を乗り回す開業医の息子たちも在籍しており、彼らの中には明らかに学力が不足しているとみられる者もいた。授業中に私語がうるさく集中できないため、静かにするよう頼むと逆切れされたこともあり、私は深い失望を覚えた。

これが私立医学部の現実なのか。国立との差を痛感し、「自分の居場所ではないのではないか」という思いが日に日に強くなっていった。

それでも、医者になろうとは思っていたので、月に一度のマークシート試験や頻繁に行われる小テストなどには真摯に取り組み、ずっと一番を取っていた。大学からの評価は高く、優秀な学生として認められていた。しかし、私の中では大学や同級生への失望が大きくなるばかりだった。期待していた医学部の姿とのギャップに、心が揺さぶられる日々が続いた。

退学届と仮面浪人

そして、１年生の一学期、迷いながらも退学届を提出。

留守電には、複数の教授から「考え直してほしい」とメッセージが残され、大学側からの強い引き止めにあった。私は学年トップの成績を維持していたので、大学にとっては、国家試験合格の有望株で、評判を上げる存在だったのだろう。学費収入の面でも私の退学は痛手だったに違いない。

ある教授からは「同級生のレベルに物足りなさを感じているなら、研究室に入って免疫学や分子生物学の研究をしないか」と声をかけられた。しかし、私の目的は臨床医学の習得と医師になることだ。研究には興味がなかったため、ありがたい申し出ではあったが、的外れな引き止めだった。

母は、私立医学部の６年間の学費と国立医学部に入り直した場合の費用を比較して、国立医学部に入り直すほうが出費を抑えられると、賛成してくれた。
父は「また途中で投げ出すんじゃないのか」と、あまり良い顔はしなかった。私の決断にはたいてい反対する父らしい反応だった。旅に出るときと同じように、母は賛成、父は渋々という感じだった。
そこで私は、即座の退学ではなく、仮面浪人という道を選んだ。大学に在籍しながら、こっそりと受験勉強を始めたのだ。授業中に大学受験の参考書を広げる私の姿は、周囲の学生たちの目にも明らかに不自然に映ったようだ。「あいつ、仮面浪人じゃないか」という白い目で見られる日々が数日続いた。

同じ時期に、名古屋大学医学部の授業に潜り込んだことがある。旧帝国大学の医学部、中部地方で最も格式が高いとされる名門校だ。国立の頂点に近い存在なので、どれほど優秀な学生が集まり、どれほど素晴らしい授業が行われているのか。それを自分の目で確かめたかった。

しかし実際に目にしたものは、私の想像を大きく裏切るものだった。予想外だったのは、国立のトップ校である医学部の授業に厳格な雰囲気はなく、むしろ普段受けている授業のほうが緊張感があるように感じられた。学生たちは授業中にアイスクリームを食べ、遅刻者は後ろの扉からガラガラと入ってくる。多くの学生が漫画を読み始め、教室はゴミが散乱し、机の中まで漫画で溢れていた。

授業が終わった後、私は思い切って担当教授に質問をしに行った。藤田医科大学でトップの成績を維持していた私には、ある程度の基礎医学の知識があった。学んでいる範囲が同じだったこともあり、やや踏み込んだ質問を投げかけた。

すると、教授は驚いた様子で私を見つめ、「なかなか君は賢いね」と言った。そして、「研究室に来ないか」と誘ってきたのだ。

私は戸惑いながらも、「もっと優秀な学生がたくさんいるでしょう」と尋ねた。しかし、教授の返答は予想外のものだった。

「いや、いないよ。君ほどの学生はなかなかいない」

その言葉に驚きつつも、私はさらに核心に迫る質問をした。

「名古屋大学の医学部の学生と藤田医科大学のような私立医学部の学生とは違いますか？」

教授は自信たっぷりに答えた。

「それは違うよ。私立の医学部の学生はパターン認識しかできない。つまり暗記だけで医学を学んでいる。君ほどの人はいないだろう」

教授は私を名古屋大学の学生だと思い込んでいるようだった。

教授の言葉と目の前の現実は矛盾していた。先ほどまでの教室の様子、学生たちの態度、そして今の教授の偏見に満ちた発言。これらすべてが、むしろこの大学の現状を示しているように思えた。

同時に、長年抱いていた国立医学部への幻想が、音を立てて崩れ始めるのを感じた。私立大学と国立大学の差は本当にあるのだろうか。それとも、単なる偏見に過ぎないのだろうか。

私はこの現実を確かめるかのように、高校時代の同級生で東京大学医学部に進学した友人に電話をかけた。

「東大医学部ってどう？」と尋ねると、「いや、大したことないよ」という答えが返ってきた。友人は苦笑いしながら、自身の現状を打ち明けた。今、麻雀にのめり込んでいて、授業にもほとんど出ていないという。このままでは留年しそうだと不安を漏らした。

日本最高峰とされる東京大学医学部でさえ、このような状況だったのか。もちろん、これは友人一人の話に過ぎないかもしれない。真面目に勉強している学生もたくさんいるだろう。

それでも、私の中に芽生えた疑問は消えなかった。国立を受け直す意味があるのだろうか。私立と国立の違いなど、結局のところ大した意味を持たないのではないか。重要なのは個人の努力と能力ではないか。この考えは、私の中で次第に確信へと変わっていった。

その後まもなく実習が始まり、レポートの山、厳しい出席管理、日々の勉強に追われ、気がつけば、医学生としての日常に埋没していた。「仮面浪人」の野望は薄れ、センター試験の出願期限もいつの間にか過ぎていた。


結局、私は私立の藤田医科大学で6年間を過ごすことになった。その間、真摯に医学と向き合い、真面目に勉強を続けた。

そして夏休みになると、私は決まって海外へ飛び立った。ミャンマー、カンボジア、マレーシア、香港、シンガポール、台湾。アジアを中心に、さまざまな国々を巡った。

なお、今では気の置けない同窓生と学会で会うたびに大いに飲み交わし、患者思いで人間味のある頼もしい医師に成長した皆の姿を見るにつけ、母校愛まで感じるようになったことを付け加えておく。

沈んだ船と医学書

大学３年生のとき、私はラオスを訪れた。

雨季の激しい雨の中、私はビエンチャンからルアンパバーンへ向かう船旅に出た。メコン川の川幅は１キロほどで、対岸は霞んで見えなかった。

私のリュックには、医学書がぎっしりと詰まっていた。約30キロの荷物のうち、20キロ〜25キロは間違いなく教科書だった。夏休みだというのに、旅をしながら勉強しようという私なりの計画だった。

乗り込んだのは、細長い船体の後ろにエンジンを積んだ小さな船。２人ずつ並んで座れるようになっていて、頭上には簡素な屋根がついている。全部で30人ほど乗っていただろうか。

私は船の後方に座っていた。ほとんどの乗客は現地の人々だ。

突然、前方から悲鳴が聞こえた。「キャッ！」という短い声と同時に、水が船内にバシャバシャと流れ込んできた。状況を把握する間もなく、船は急旋回。船長が必死に中洲に向けて舵を切ったのだ。しかし、中洲まであと10メートルというところで、船は激しく傾き、一瞬にして川底へと沈んでいった。

あっという間の出来事だった。荷物も、大切な医学書も、すべて水没した。私は流れてきた枝につかまり、得意の犬かきで着衣のまま懸命に泳いだ。たった10メートルの距離だったが、濁流の中では永遠のように感じられた。

やっとのことで中洲にたどり着き、助けを待った。しばらくして別の船が救助に来たが、現地の人々のバイタリティには驚いた。彼らは次々と水中に潜り、沈んだ荷物を手際よく回収し始めた。最後にはエンジンまで見事に引き上げていた。幸いにも私の荷物も引き上げられたが、すべてがびしょ濡れになっていた。医学書も、もはや元の姿を留めていなかった。

この船の事故は、全員が無事だったわけではない。数人の乗客の命が失われたという現実が、私の心に重くのしかかった。そして、この悲劇が決して稀有な出来事ではないことを知り、さらに衝撃を受けた。

メコン川には何十、何百もの同様の船が行き交っている。私たちの事故はその中の一つに過ぎなかったのだ。目的地へ向かうため再び船に乗り込んだ時、その現実はより鮮明になった。

川岸に打ち上げられた遺体。どこかで同じように沈んだ船の犠牲者なのだろう。その痛ましい光景を目にすると、自分がいかに死に近づいていたかを思い知らされた。

この予期せぬ出来事は、教科書では得られない貴重な学びをもたらした。メコン川の濁流の中で味わった絶望と希望、生と死の狭間で体験した緊張感は、今も私の心に深く刻まれている。

危機的状況下で感じた切迫感、そして命の儚さと尊さを目の当たりにしたこの経験は、私を医師という道へと導いた要因の一つといえるだろう。

医学部卒業

医学部時代は意外と真面目に勉強し、休みを見つけては旅に出ているという生活だった。気がつけば大学は主席級で卒業。医師の国家試験は全国でもトップクラスの成績で合格していた。今でも残る点数表はその証だ。

仮面浪人を考えていた時期から医学を学ぶことは割と好きだった。意外かもしれないが、医学部の勉強では数学をほとんど使わない。一つ一つは難しくないのだが、膨大な量の知識を吸収することが求められる。それは、高い山を一気に登るというより、低い山を無数に越えていくような感覚だ。一つ一つのハードルは低くても、その数の多さに圧倒される。

単純な暗記では太刀打ちできない。物理が得意で、理屈を理解し「なぜそうなるのか」を考えながら学ぶことが好きだった私には、因果関係を論理的に追っていく思考が、医学の学習にぴったりとはまったのかもしれない。

第3部

地域と共に歩む医療

～理想の未来をつくる～

第1章 多彩な医療経験と政治への挑戦

救急医への道

大学卒業後、私は大学には残らず民間病院で初期研修を行った。2年間の初期研修で、さまざまな診療科をまわり、医療の基礎を学んだ。

救急科を選んだ理由は、医学生時代の経験に遡る。海外旅行中に人が亡くなる場面に遭遇したこと、飛行機内で「お医者さんはいませんか」というアナウンスを聞いても何もできなかったことなど、さまざまな経験が積み重なっていた。

とくに印象的だったのは、ある飛行機での出来事だ。機内で眩暈を起こした乗客が出て、客室乗務員が医師を探すアナウンスをした。私は、「医者ではなく医学生ですが……」と申し出たが、その反応は冷ややか。まるで「医師が必要なのであって、医学生は必要ない」と鼻で笑われたような気がした。

結局、居合わせた脳外科医が対応して事なきを得たが、このとき「どんな状況でも対応できる医師になりたい」という思いが芽生えた。

たとえば、脳外科医は頭部の専門家として素晴らしい技能を持っているが、その専門性は同時に限定的でもある。同様に、循環器内科医は心臓について深い知識を持つが、それ以外の症状には対応が難しいかもしれない。

しかし、救急医は違う。内科も外科も、そしてさまざまな専門分野を横断的に扱う必要がある。救急医療は、軽度の怪我や風邪などの1次救急、入院が必要な2次救急、生命の危険がある3次救急まで、幅広い領域をカバーする。「全体を見る力」こそ、あらゆる緊急事態に対応できるのではないか。このとき私は、救急医の存在意義を強く感じた。

3年目からは専門医取得を目指し、長野県松本市にある相澤病院の救急センター（救急科）に移った。ここで5年ほど過ごし、救急科専門医の資格を取得。その後、さらに重症管理をしっかり学びたいという思いから、２００９年に東京の青梅市立総合病院（現・市立青梅総合医療センター）救命救急センターの医長として勤務することになった。

経済と医学の共通点

救急医として経験を積む中で、私は経済と医学には似ている部分があることに気づいた。身体の生理的な機能と、金融や経済には似通った部分があるのだ。

たとえば、デフレは医学で言えば貧血状態。基本的に輸血が必要だ。一方、バブルの時期はお金が溢れていて、いわば血液が溢れかえっているような状態といえる。

医療の知識は、経済を語る上でも活かせるのではないか。さらに、全身管理ができる救急医の視点は、専門性の高い他科とは異なり、社会全体の問題解決にも応用できるのではないか――。そう考えるようになった。

救急医としての経験は、目の前の患者を救うだけでなく、より広い視野で社会に貢献できる可能性を秘めているのかもしれない。この気づきは、私の医師としてのキャリアに新たな意味を与え、医療と社会の関係性について深く考えるきっかけとなった。

政治塾との出会い

私が政治に関心を持ち始めたのは高校生の頃だ。しかし、家族や親戚に政治関係者はおらず、具体的な関わり方が分からないまま時が過ぎた。その後、医師として救急医療の道を邁進する中、ある政治塾の募集をホームページで見つけた。

それは、郵政民営化に反対し、自民党を離党した平沼赳夫先生が立ち上げた新党「たちあがれ日本」の次世代人材育成塾だった。平沼先生は保守派の大御所として知られ、石原慎太郎元都知事の弟分とも呼ばれる人物だ。

「かけはし塾」と呼ばれるこの政治塾は、単なる政治の勉強会ではなく、日本の未来を担う人材を育成することを目的としていた。私のような医師だけでなく、大手企業の社員、建築家など、さまざまな背景を持つ人々が集まっていた。

医師から政治の道へ

当時の私は、既存の政党に失望していた。自民党も民主党も、そして他の政党も、私の理想とは程遠かった。しかし、新しい政党「たちあがれ日本」に出会い、初めて自分の思いを代弁してくれる存在を見つけたのだ。

私は医師を目指す傍ら、政治や日本の歴史に関する本を読み漁っていた。その過程で、私の思想は徐々に保守的なものへと変化。愛国心や日本の誇りを大切にし、それをベースに世界に貢献していくべきだという考えがあった。

「たちあがれ日本」に共感した最大の理由は、日本の歴史・文化・伝統を肯定的に捉える姿勢だった。自虐史観ではなく、日本人による日本人のための政治を目指すという理念に強く惹かれた。

とくに、憲法問題には強い関心があった。現行憲法はアメリカによって短期間で作られたものであり、国の根幹をなすものが「借り物」であることに違和感を覚えていた。戦前の大日本帝国憲法は、良し悪しはあれど、少なくとも日本人自身の手で作り上げたものだ。

私は、日本人の手で新たな憲法を制定すべきだと考えていた。単なる改正ではなく、真の意味での自主憲法の制定が必要だと。また、既存の政党の腐敗にも心を痛めていた。自民党も民主党も、真に国民のためになる政治を行っているとは思えなかった。政界の再編が必要だと強く感じていた。

これらの思いが、私を医師から政治家への挑戦へと導いていった。

具体的に世の中を良くするための方法を考えたとき、選択肢は限られていた。「選挙に出る」「クーデターを起こす」「革命家になる」といったところだろうか。クーデターは現実的ではないし、革命家も無理だろう。そんなことをすれば捕まって終わりだ。

一攫千金を狙って鉱脈を当て、その金で世直しをする……、そんなのも難しい。

そう考えていくと、やはり政治の道に進むべきだという結論に至った。

医師である国会議員は何人もいたが、その中に救急医は一人もいなかった。さらに、防災の専門家もいない。少なくとも一人は、専門知識を持つ人間が国会にいるべきではないかとも思っていた。

初めての選挙戦

私にとって一丁目一番地である世直しの場。それが、「かけはし塾」だった。平沼先生を師と仰ぎ活動を行う中で、石原新党「太陽の党」が誕生。このとき、突如として選挙が迫り、勝利のために戦略が必要だった。そこで、大阪では強いものの全国区ではなかった「日本維新の会」と「太陽の党」の合併が決定。橋下徹氏と石原慎太郎氏という2大巨頭の組み合わせによる相乗効果を狙ったものだった。

合併後も、大阪系と太陽系（東京系）という2つの勢力が存在し、それぞれ大阪本部と東京本部を拠点としていた。

２０１2年9月、選挙の前月に青梅市立総合病院を退職。私は東京の太陽系である石原グループで、「日本維新の会」の看板のもと初の選挙戦を戦った。39歳だった。

結果、当選には至らず。強大な地盤を持つ自民党と民主党が存在感を示しており、新しい勢力が台頭するのは容易ではなかった。全国的に見れば、「日本維新の会」と「みんなの党」が各選挙区で勝ったり負けたりしている状況だった。新人で無名の候補者は大体負けていたが、私が立候補した選挙区では予想外の結果が生まれた。

新人で知名度もないポッと出の私が、注目を集めていた「みんなの党」の候補者に勝利したのだ。最終的に、私たちは民主党に次ぐ3位となった。共産党など既存政党を上回る票を獲得し、存在感を示すことができた。

在宅クリニックへの転職と解雇

医師としての転機は、在宅クリニックへの転職だった。

選挙後、人手不足だった青梅市立総合病院の救命センターで週に1〜2回働きながら、一方で在宅クリニックの仕事を週4日こなした。24時間体制で、日々の健康管理から、がんの末期患者のケア、お看取りまで行い、医師としての幅を大きく広げていった。

政治活動を続けながら、三鷹市役所前に小さな事務所を設立。そこで「医療介護福祉支援センター」という一般社団法人を作り、健康相談会や救命講習会を開催した。とくにＰＵＳＨプロジェクトという救命講習の普及に力を入れ、１００人規模の講習会も実施。この活動を通じて、地域医療の重要性と市民との直接的な関わりの大切さを再認識することができた。

2度目の出馬

その後、「日本維新の会」は橋下徹氏を支持する大阪のグループと石原慎太郎氏を支持する東京のグループに分裂。憲法観の違いが原因だった。東京の石原グループは、新党「次世代の党」を結成。石原氏が代表となり、国会議員も22人在籍していた。一方、大阪の橋下グループは「維新の党」「おおさか維新の会」などに移り変わっていった。

2014年、新党「次世代の党」結成から間もない頃、これまた突如として衆議院選挙が実施される。前回と同じく、自民党の戦略だったのだろう。新党が十分な準備を整える前に解散し、勝利を確実にしようという狙いがあったと推測される。

選挙結果は厳しく、党は壊滅状態。前回の選挙で一気に20人くらい増えた仲間も、今回の選挙でまた5人くらいに減少した。私自身の選挙結果は、前回の4万数千票から2万票程度に減少したが、党内では比較的良い方だった。

このとき、在宅クリニックは解雇されていた。

残念なことに、選挙に出馬する度に私は勤務先が変わることになる。前回は公立病院勤務で公務員という立場であったので辞職しての立候補は理解できるが今回は民間の在宅クリニックだ。入職時は政治活動や立候補への理解を得ていたはずなのに、選挙が終わると突然解雇されたのだ。今思えば、不当解雇だったのかもしれない。

精神病院での挑戦

政治活動の影響で職を失った私は、新たな道を歩むことになった。それは２７０床を有する精神病院での勤務だった。この病院は精神科がメインではあったが、内科も併設されていた。

私は内科医の不在を埋めるべく、内科診療部長という重要な役割を担うことになった。病院には認知症の高齢者も多く入院しており、精神疾患だけでなく、身体も壊して合併症も併発しているケースが多かった。

これまでは他の救急病院に依頼していた内科系や外科系の疾患も、私がすべて対応した。救急医療のスキルと在宅クリニックでの診療経験が、大いに役立った。

さらに、60床の精神科病棟の主治医も務めることになり、精神科での薬の使用法についても学ぶ機会を得て、医師としての視野がさらに広がっていった。

救急医療からスタートし、在宅医療に内科系、さらに精神科も診られるという多岐にわたる医療経験は、私のその後の活動に大きな影響を与えた。「ふじみの救急クリニック」の開業から病院化、２０２４年2月に新規開院した「むさしの救急病院」、訪問看護ステーションの立ち上げまで、すべてがこの豊富な経験の上に成り立っている。

3度目の出馬と市長選

２０１７年、３度目の衆院選は、「希望の党」から出馬。過去の選挙活動のノウハウを活かし、東京20区で善戦。しかし党の勢いが急降下し、惜しくも当選を逃した。

政治への挑戦と医療への道が交錯する中、私は自身の方向性を模索していた。他の医療グループによる救急医療施設新設の参画話もあったが、先方による突然の方針転換で頓挫。選挙に落ちると、応援してくれていたはずの精神病院もクビになった。どれも私の政治活動が原因だった。

選挙のたびに職を失い、家族を守ることの困難さを痛感していた。

妻子を持つ身として、安定した生活基盤の確保は喫緊の課題だった。結果的に、私は継承開業の話があった遠山脳神経外科の副院長として赴任し、後に「ふじみの救急クリニック」

を開業する道筋が固まっていく。

新たなチャレンジ

「ふじみの救急クリニック」開業後、コロナ禍でのメディア露出を経て、私は再び政治の舞台に立つことになる。２０２１年夏頃、武蔵野市長選への出馬を要請される。地元に根付いた生活と知名度が買われてのことだった。

これを機に、私は自民党入党を決意。かつての反自民の立場から、「内側から変える」という新たな姿勢への転換だった。安倍政権下での自民党の変化や、政治の師である平沼氏の動向も、この決断に影響した。

市長職は一議員とは比較にならない権限を有し、市政を大きく動かす力がある。とくに武蔵野市は財政健全化指数が全国トップクラスであり、革新的な政策を実行できる環境が整っていた。過去に「ムーバス」というコミュニティバスを先駆的に導入したように、さまざまなモデル事業を展開できる可能性がある。この市で革新的なモデル事業を展開し、それを全国展開することで、国会議員以上の影響力を持って「社会を良くする」試みができるのではないかと考えた。

私にとって政治家になることは利権や個人的な利益を追求したいのではなく、世の中を良くするための手段だ。この市長選も、実効性のある政策を打ち出し、具体的な行動を起こすことこそが重要だと考えていた。

選挙戦では、地元政界の重鎮からも熱い応援をいただき、医療界や地域の支持も得られるよう最大限努力した。しかし、結果は惜敗。争点にしていた新型コロナの感染が収束しつつあったこと、保守系候補が分裂する一方で対立候補は一本化に成功したことなどが影響した。

その次の市長選は、2024年2月に新しく開院した「むさしの救急病院」の準備のため見送った。しかし社会を根本から変えるためには、やはり政治を変えていく必要があるという認識は持ち続けている。

現在は、病院グループの経営に注力しながら、「日本の医療の未来を考える会」などを通じて、国会議員や省庁の方々とつながりを持ち、さまざまなディスカッションを進めている。

私の目標は社会をより良くすることであり、政治家になることそのものが目的ではない。社会を変える方法は、複数ある。政治家になって直接的に変えていく道や、今経営している病院グループを拡大して資金提供するなど、間接的に政治に関与していく方法もある。最も効果的に社会を改革できる手段を探し、適切な形で社会に関わっていけるよう自身の立場を模索中だ。

第2章 命を守る知識の普及

救命講習の重要性

私が政界進出を視野に入れていた頃は、救急車の有料化など、賛否両論を巻き起こす鋭い政策を掲げ、政治の場での社会変革を目指していた。しかし、医療現場で経験を重ねるうちに、政策だけでなく、草の根レベルの取り組みの重要性に気づいた。

政治を通じた大きな変革も重要だが、市民一人ひとりの力を結集することで、より直接的かつ即効性のある変化をもたらせる場合もあると実感したのだ。

今、私が力を入れているのは「救命講習」の実施だ。

日本国内だけでも1年間で約9．1万人が心臓突然死で亡くなっている。心停止になると、処置が1分遅れるごとに救命率は10％低下。数秒で意識を失い、数分で脳など全身の細胞が死んでいく。救急車が到着するのを待っている時間はない。

心臓発作で倒れた人の近くにいる人が、適切な救命処置を行えば、多くの命が救える。救命センターがいくら頑張っても、倒れた瞬間にそばにいる人が救命処置をできなければ、助けられないのが現実だ。

救命センターで働いていると、現場での蘇生処置の有無が患者の予後を大きく左右する場面に何度も遭遇する。「その場では何もされていません」と報告を受けると、もう手遅れだと感じることが多い。救命率を上げるためには、その場で適切な救命処置ができる人を増やすことが必要不可欠なのだ。

PUSHプロジェクト

「救命講習」の普及は非常に重要な課題だ。**AEDの設置は進んでいても、それを適切に使用できる人材を増やさなければ、救命率の向上には繋がらない。**消防署などが提供する3時間や6時間コースの救命講習は、意識の高い人には受け入れられても、時間的拘束が大きく、繰り返しやらないと忘れてしまうので、なかなか広く普及するには至らない。

そこで注目されているのが、簡便で分かりやすく、かつ楽しく学べる救命講習を提供する「PUSHプロジェクト」だ。

このプロジェクトは、NPO法人「大阪ライフサポート協会」にて発足し、日本心臓財団や日本AED財団などの公的機関も協賛している。救命講習に関しては、このNPO法人が現在最も活発に活動を展開しており、私たちもこのプロジェクトに全面的に協力している。

「ＰＵＳＨプロジェクト」では、アニメーションＤＶＤや小型の心臓模型など、さまざまな教材やグッズを開発している。３千円くらいで購入できる心臓模型は、適切な心臓マッサージを行うと音が鳴る仕組みになっており、非常に便利で子どもも受けもいい。

小学校での痛ましい事故を受けて

２０１１年9月、さいたま市の小学校で痛ましい事故が起きた。当時、小学6年生だった桐田明日香さんが、駅伝の練習中に突然心臓発作で倒れた。学校の保健室にはＡＥＤが設置されていたが、残念ながら使用されることはなく、明日香さんは亡くなった。

この事故をきっかけに、救命教育の見直しが進められ、「ＡＳＵＫＡモデル」が立ち上がった。このプロジェクトでは、教職員向けの救命講習プログラムを継続的に実施。さらに、小学5年生から中学1年生までの3年間、ＰＵＳＨプロジェクトに基づいた救命講習を提供している。

私自身、政治家を目指した際に実現したかった構想の一つが、「学校での救命講習の普及」だった。子どもの頃から「救命講習」に慣れ親しむことで、大人になってからも自然に受け入れられるだろうと考えていたからだ。

しかし政治家にならずとも、この目標に向かって進めることに気づいた。そして今、「ふじみの救急病院」主導の救命講習が、周辺の小中学校で始まっている。他の地域からも依頼が来ており、この取り組みは自然に広がっていくだろう。

現在は、通算約40校で「救命講習」を実施している。今年度、「ふじみの救急病院」の近隣にある2市1町の小学校では、全校での実施が決定。学校の先生方からは、「これまでずっとやりたかったが、どのように始めればいいかわからなかった」という声がよく聞かれる。実際に始めてみると、小学校だけではなく、中学校でも実施したいという要望が出てきている。

1回だけの長時間の講習では、何が重要だったのかさえ記憶に残りにくい。一方で、私たちが行っている45分の講習では、学校の仲間と一緒に音の出るグッズを使いながら実践的に学ぶ。最初は上手くできなくても、最終的には皆が適切に心臓マッサージをできるようになる。**座学ではなく、体を動かしながら全員で成功体験ができる点も子どもたちにとって大きなプラス要素になる。**

「救命講習」の普及活動を継続的に実施するには、さまざまな課題がある。病院内で講習を行うのであれば比較的容易だが、外部に出向いて実施するとなると、それだけの労力とパワーが求められる。

たとえば、学校で実施する際には、教職員との調整や細かい準備が欠かせない。地域の学校で行った後は、隣接する学校にも適切に情報を伝え、公平な機会を設ける必要がある。さらに活動を拡大していく過程では、市役所や教育委員会との交渉も避けられない。

医療の専門知識だけでなく、教育機関や行政との連携、イベント運営のノウハウ、人材管理など、多岐にわたるスキルと努力が必要になる。これらの要因が、多くの病院や組織がこの種の活動を継続できない理由となっている。

最新テクノロジー「OriHime」

「OriHime」は、株式会社オリィ研究所が開発した革新的な分身ロボットだ。このロボットは、外出困難者が社会とつながるための画期的なツールとして注目を集めている。

スマートフォンやパソコンを通じて遠隔操作が可能で、ユーザーは「OriHime」の目を通して周囲を見渡し、その場にいるかのように会話することができる。さらに、ジェスチャー機能も備えており、より豊かな表現も可能だ。

医療分野での「OriHime」の活用は、多岐にわたる可能性を秘めている。当院では2024年5月から、世界で初めて病院での実証試験を行った。その活用範囲は広く、受付で「こんにちは」という挨拶から始まる初期対応、次の受診の案内や検査の予約、入院患者の食事の見守りにまで及ぶ。

「OriHime」の中身はAIではなく、遠隔地にいる生身の人間だ。

そのため、リアクションも人間味溢れる温かみが感じられる。何か異変があった場合は、即座に病院スタッフに伝えることができるため、患者の安全管理にも貢献している。

当院では、救命講習にも「OriHime」を活用。これにより、通常の講習とは一線を画す、独自のアプローチを実現している。遠隔地にいる人が、「OriHime」を通じて専門的なアドバイスをしたり、質問に答えたりもできる。また、「みんな頑張ってね」と声をかけ、参加者を励ますことも可能だ。

小・中学生の子どもたちにとって、ロボットと対話することはとてもワクワクする楽しい体験だ。最先端のテクノロジーに触れ、皆、目を輝かせる。「OriHime」との対話は、子どもたちの救命講習への関心を一気に高め、学ぶ意欲をも刺激する。

「OriHime」の活用は医療分野だけにとどまらない。教育現場では、不登校の子どもが

「ＯｒｉＨｉｍｅ」を通じて学校の授業に出席したり、病気で修学旅行に行けない学生が仮想的に参加したりすることも可能だ。

「ＯｒｉＨｉｍｅ」は、身体的な制約がある方が社会とつながり、貢献できる雇用の機会も創出している。たとえば、若くして障がいを持ち「病院で働きたい」という夢を一度は諦めた女性、事故で車いす生活となり第一線を退いた元医療従事者の方なども「ＯｒｉＨｉｍｅ」を通じて医療現場で活躍することができる。

当院では、そのような方たちが、「ＯｒｉＨｉｍｅ」を遠隔で操作するパイロット（操縦者）として活躍。もちろん、単なるボランティアではなく、正式な雇用契約を結んで仕事をしてもらった。

自宅や施設から「ＯｒｉＨｉｍｅ」を操作し、受付での挨拶など、さまざまな業務をこなす。私は、パイロット（操縦者）の豊富な経験と専門知識が、ロボットを通じて医療の現場に活かされることで、患者へのケアの質が向上していくことを確信している。

「ＯｒｉＨｉｍｅ」により、多様な人材の活躍の場が広がっていく。それはパイロット自身の生きがいにもつながり、社会参加の新たな形として注目されている。

広がる可能性

今後の展望として、入院患者の病室に「ＯｒｉＨｉｍｅ」を設置し、遠方にいる家族がいつでも「訪問」できるようにすることで、患者と家族のコミュニケーションを支援する取り組みも視野に入れている。患者・家族にとっての安心のみならず、高齢の患者では入院中のせん妄予防にも効果が期待できる。

ＭＲＩ検査を受ける際の事前説明にも活用できる可能性がある。たとえば、受診者に金属製品の所持がないかを確認したり、検査の手順を説明したりするといった、ルーティン業務の一部を「ＯｒｉＨｉｍｅ」に任せることができるかもしれない。

このような活用アイデアは、現場のスタッフの意見も取り入れながら、今後もさまざまな可能性を探っていく予定だ。

「『OriHime』にお願いできることは、任せていく」という方針のもと、現場のスタッフと「OriHime」が協力して、より効率的で質の高い医療サービスの提供を目指している。

今後「OriHime」の活躍により、院内のスタッフは、より複雑で高度な業務に集中できるようになる可能性がある。同時に、患者にとっても、24時間体制での見守りや迅速な対応が可能になるなど、メリットは大きい。「OriHime」は、医療現場に新たな可能性をもたらす革新的なツールとして、今後さらなる発展が期待されている。

この技術が、より人間味のある、効率的な医療サービスの実現に向けた大きな一歩となり、同時に多様な人々の社会参加を促進する重要な役割を果たすことは間違いないだろう。

第3章

地域医療の革新

民間救急隊の運営

日本の救急医療システムは長年、行政主導で運営されてきた。通常、119番通報を受けると消防署から救急車が出動し、患者を搬送する。しかし、この従来のシステムに課題が生じている。

少子高齢化に伴う「救急需要の急増」や「救急車の不適切な利用の増加」などだ。総務省の報告によると、２０２３年の救急車出動件数は約７６４万件に上り、１９６３年の統計開始以来、最多を記録。本当に緊急を要する患者への対応の遅れも社会問題化している。

救急車の需要過多は、単なる数字の問題にとどまらない。実際の医療サービスの質にも影響を及ぼしており、日本の救急医療システム全体に深刻な課題を投げかけている。

私は、この状況を改善するため、２０１８年11月に「ふじみの救急クリニック」を開業した後、２０１９年には「民間救急隊の運営」を開始。その中核となるのが「お迎え救急サービス」だ。

このサービスは、近隣地域の住民や高齢者施設に入所されている方、当院のかかりつけ患者を対象としている。急な体調不良や怪我で受診を希望するも、自力での来院が困難な方を、当院の救急車でお迎えにいく。

「ふじみの救急病院」は、国家資格を持つ救急救命士を20名以上雇用し、行政の救急車と同等の設備を備えた高規格の救急車3台を保有している。119番通報するか判断に迷う場合にも相談が可能だ。当院の救急救命士が現場での救命処置や搬送中の適切なケアを実施する。

一般的に、病院が所有する救急車は病院間の患者搬送に使用されるが、当院の救急隊はそれ以上のサービスを提供。「お迎え救急サービス」を通じて、地域の救急要請に対応し、病院間搬送も担当することで、行政の救急隊の負担軽減に貢献している。

厳格な管理体制

民間救急隊の運営は決して容易ではない。多くの障壁と課題が存在し、一筋縄ではいかないのが現状だ。

まず、高度な専門性と厳格な管理体制が不可欠である。その中核を担うのが、メディカルコントロール（以下、ＭＣ）の資格を持つ医師だ。私自身もＭＣの資格を有しているが、この資格を持つ医師の存在は、安全かつ適切な救急隊の運営に欠かせない。単に救急隊を設立して運行を開始するだけでは、さまざまな事故や法的問題が発生するリスクが高い。

近年、民間救急隊の活動を適切に管理・監督する体制が整備されつつある。たとえば、「民間救命士統括体制認定機構」という一般社団法人が設立され、厚生労働省や総務省もオブザーバーとして参加している。この組織は、民間救命士の活動範囲や権限についても慎重に検討を重ね、適切な認可を与える重要な役割を担っている。

私自身、この認定機構から資格を取得しているが、決して容易ではなく、誰もが簡単に手に入れられるものではない。救急医療の現場での豊富な経験や、関連業務への深い理解が求められる。私の場合、長年にわたる救急医療への関わりが、この資格取得につながった。

このような厳格な認定制度と専門家による管理体制は、民間救急隊の信頼と安全性を担保する上で極めて重要な役割を果たしている。国も民間救急隊の活動に注目し、その可能性と限界を慎重に見極めようとしている段階だ。

今後、民間救急隊の活動がさらに拡大していく中で、このような専門的な資格の重要性と厳格な管理体制の必要性はますます高まっていくだろう。

救急隊員のスキル向上

行政の救急隊システムには、いくつかの課題がある。救急要請がない時間は主に訓練に充てられるが、それが必ずしも効率的な時間の使い方とはいえない。

一方、**民間救急隊は、病院に付属する形で運営されれば、出動要請がない時間を院内の救急業務支援に充てることができる。**これにより、人的資源の効率的な活用が可能だ。

さらに重要な点は、救急隊員のスキル向上の機会である。病院内でさまざまな医療行為を実践する機会が増えることで、民間救急隊員は行政の救急隊員以上に多様なスキルを磨くことができる。

行政の救急隊員の中には、点滴を年に１回程度しか経験しない者もいる。そのため、実際の現場で点滴が上手くいかず、貴重な時間を無駄にしてしまうケースがあるのだ。気管挿管についても同様で、経験不足が原因で処置が適切に行えず、救命センターに到着する頃には患者が心肺停止状態に陥ってしまうこともある。

現状では、救急隊の出動頻度や経験に地域差があり、それが救命率にも影響を与えている。頻繁に出動する都市部の救急隊と、出動機会の少ない地方の救急隊では、スキルの維持に大きな差が生じる。この格差は、患者の生存率に直結する重大な問題である。

民間の救急隊モデルでは、救急救命士が普段は病院内でさまざまな業務を担当し、救急要請時に出動するという形態をとる。

この方式には複数の利点がある。まず、救急救命士が日常的に医療現場に携わることで、常に高いスキルを維持できる。さらに、彼らが病院業務にも従事することで、病院の収益向上にも貢献する。

この運用方法は、税金で賄われている現行の救急隊システムと比較して、より効率的な人材活用を可能にする。結果として、救急医療サービスの質を向上させつつ、運営コストを抑制することができる。これは最終的に国民の負担軽減にもつながる可能性がある。

普及への道筋

当院の民間救急隊の取り組みは、発足以来さまざまなメディアで取り上げられ、注目を集めてきた。自前の救急隊を持ち、独自に出動して患者を搬送する。この本格的な取り組みは、日本では当院が唯一といえるだろう。

私が選挙時に掲げた「救急車有料化」というスローガンは、**不要不急の救急要請を減らし、本当に必要な人に迅速に救急車が到着できるようにすること**だった。

当院での民間救急隊の取り組みは、単に現状の問題解決だけでなく、日本の救急医療システム全体の変革を視野に入れている。

将来的には、このモデルを全国に普及させることで、行政の救急隊のさらなる負担軽減を図り、「救急民営化」という新たな形態をも模索している。これは、かつての「郵政民営化」に匹敵する大きな社会システムの変革となる可能性を秘めている。

今後の展開としては、我々の病院モデルを水平展開し、他の地域にも救急隊併設型の救急病院を設立していくことで、このシステムを全国に広げていく計画だ。そして、このノウハウを他の医療機関にも提供し、民間救急隊のモデルを広く普及させることも視野に入れている。

地域から社会を変える

当院では、テレビやＳＮＳなどさまざまなメディアを活用し、「身近な救急の問題」や「家庭での救急対応」について情報発信を行っている。また、ファッションショーのランウェイやチャリティ歌謡祭への出場を利用するなど、従来の病院では見られないような斬新な手法で救急医療の啓発活動を展開している。

２０２３年9月9日の「救急の日」には、地域のイオンタウンと連携し、大規模なイベントを開催。救命講習に加え救急車の同乗体験や救急車のお絵かきコーナー、最新の身体組成計を用いた健康チェック、バーチャル技術を使った介護体験など、多岐にわたるプログラムを提供した。これらのイベントは、地域住民の方々に救急医療や健康管理への関心を高めていただく絶好の機会となり、多くの熱い評価をいただいた。２０２４年にも同様のイベントを開催し今後も継続していく予定だ。

また、イオンタウンふじみ野内の「ｃｏｔｏｋｏｔｏ（コトコト）」というスペースを活用し、月に一度の救命講習や健康関連のイベントを定期的に開催。ヨガ教室やセラピードッグとの触れ合いなど、医療に直接関係するものから、健康増進や癒しに焦点を当てたものまで、幅広いプログラムを提供している。

とくに、セラピードッグの活動は、ＩＣＵにいる患者や高齢者施設の利用者に大きな効果をもたらしている。訓練された犬と触れ合うことで、治療に前向きになったり、普段は無表情だった高齢者が笑顔を見せたりするなど、顕著な変化が見られることが多い。ＳＯＭＰＯケアなどの企業とも連携し、医療だけでなく介護の視点も取り入れた総合的なアプローチを心がけている。

在宅医療サービス

医療と介護の垣根を超えた包括的な地域医療サービスの構築にも取り組んでいる。当院では、在宅医療に力を入れており、「訪問診療科」を設けている。医師が患者の自宅を訪れ、診察を行う。また、「訪問看護ステーション」も立ち上げ、医師の指示のもと、看護師と理学療法士が連携して患者の自宅での健康チェックや点滴、リハビリなども行う。これは、自宅での身体機能の低下を防ぎ、日常生活上、動ける範囲を徐々に広げていくことを目的としている。

現在、全国で提供されている「在宅医療サービス」の多くは、平日の日中のみの対応が一般的だ。しかし、患者の容態は24時間変化する。夜や休日に状態が悪くなり、緊急往診をお願いすると、「救急車を呼んで病院を探してください」と案内するケースも少なくない。

訪問診療は収益性が高いため、金儲け主義とも取れる無責任な対応をする業者もいるのが現状だ。「在宅医療サービス」を選択する際は、緊急時の対応や連携している医療機関についてもしっかり確認する必要がある。

当院は救急病院が母体にあるため、24時間365日対応が可能だ。夜間でも自前の救急車両を保有していることから、必要に応じて患者を迅速に搬送し、適切な検査・治療を行う。病院での検査の結果、症状が重ければそのまま入院加療することも可能だ。

新しい地域医療の形

私の目標は、救急病院を核とした理想的な地域医療システムの構築だ。政治の世界に入って、行政と膨大なやり取りと調整を行い、法案を通して、全国一斉スタートという道もあるだろう。

しかし、私は今、全国的な制度改革をただ待つのではなく、まずは自分たちの手の届く範囲で実践し、その成果を基に全国に水平展開していくことを目指している。

一人の患者を救うことから始まり、一つの地域を変え、そして国全体の医療システムを革新する。このビジョンは、単なる夢物語ではない。日々の実践と努力の積み重ねが、確実に私を目標に近づけている。

医療は、人々の生命と健康を守るだけでなく、社会の在り方そのものを変える力を持っている。私たちの取り組みが、日本の医療を変え、さらには世界を良くするきっかけになる日が来ることを信じている。

医療を通じて社会を変革する――。それが、政治家を目指していた医師である私の、新たな使命だ。

本文イラスト
keko-ka／PIXTA（ピクスタ）（P81）

おわりに

「ふじみの救急病院」での新型コロナとの戦いは、私が長年抱いてきた「世界を治す」という壮大な目標への第一歩となりました。パンデミックという未曽有の危機は、医療の在り方を根本から問い直す機会となり、同時に、私たちの挑戦の真価が問われる舞台となったのです。この経験を通じて、私たちは医療の可能性と限界、そして未来への備えの重要性を痛感しました。

とはいえ「はじめに」でもお伝えした通り、私の挑戦はまだ道半ばです。

本書で綴ったコロナ禍での奮闘は、より大きな物語の序章に過ぎません。「世界を治す医師」という壮大な目標に向かって、日々試行錯誤しながら、今もなお歩み続けています。

今後、起きるかもしれない核戦争、巨大隕石の衝突、未知の感染症の大流行――。世界を襲う危機は突然やってくるものです。私は、人類の存続そのものを守りたいと思っています。

そこで私が考えているのは、「月に病院を作ること」です。

「SF小説の世界だ」そう思われるかもしれませんが、冗談ではありません。歴史を振り返れば、かつては「空を飛ぶ」ことさえSFだったのですから。地球規模の危機に直面したとき、月面病院は人類存続の最後の砦になるかもしれません。未来を変えるのは、「常識」にとらわれない「非常識」な発想なのです。

この途方もない夢に向かう道のりはすでに始まっています。「ふじみの救急病院」は、「スピード」「コンビニエンス」「コミュニケーション」を追求し、24時間365日稼働しています。誰もが気軽に受診できる「町の保健室」として、昼夜を問わず高品質の医療サービスを提供しているのです。

夜中に熱が出た、胸が痛い、子どもが転んで頭を打った――。そんなとき、「夜間だから」「軽症かもしれないから」と躊躇する必要はありません。

「こんな症状で来て怒られるのでは」という不安も無用です。なぜなら、一見軽症に思える症状の中に、重大な疾患が隠れていることがあるからです。

まるでコンビニのように気軽に通える「ハードルの低い」救急医療こそ、現代社会が切実に必要としているものではないでしょうか。共働き世帯の増加、核家族化、高齢化――。社会構造の変化に伴い、いつでも安心して受診できる医療機関の需要は、ますます高まっています。

民間救急隊の運営、在宅医療サービスの充実、最新技術の導入を含む私たちの「地域医療パッケージ」は、すでに具体的な成果を上げています。次なる目標は、このモデルを全国に広げていくことです。

地域から社会、そして世界を治していく。これは一朝一夕には実現できない夢でしょう。

とはいえ私には、50年先、１００年先、あるいは１０００年先を見据えた壮大なビジョンがあります。この強い思いこそが、いつか必ず「世界を治す」ことにつながると信じています。

可能であれば、この壮大な夢の実現に皆さまのお力をお貸しいただければ幸いです。皆さまと共に、医療の、そして人類の新たな未来を切り開いていけることを心から願っています。

鹿野 晃（かの・あきら）
医療法人社団 晃悠会 むさしの救急病院 理事長・院長
医療法人社団 晃悠会 ふじみの救急病院 名誉院長
2002年藤田医科大学医学部卒業。青梅市立総合病院（現・市立青梅総合医療センター）救命救急センター医長などを経て、医療法人社団晃悠会を設立。2024年にはむさしの救急病院を開院し、院長に就任した。「すべては患者さんのために」を理念に掲げ、医療における理想のスピード、コンビニエンス、コミュニケーションの実現のために、24時間365日、誰でもいつでもためらわずに受診できる体制や専属の救急車の活用などを通して、訪れるすべての方に、信頼され、心温まる病院づくりに尽力している。

コロナに挑《いど》んだ医師《いし》

2025年4月24日　第1刷発行

著者　鹿《か》野《の》 晃《あきら》

発行者　寺田俊治

発行所　株式会社 日刊現代
東京都中央区新川1-3-17　新川三幸ビル
郵便番号　104-8007
電話　03-5244-9620

発売所　株式会社 講談社
東京都文京区音羽2-12-21
郵便番号　112-8001
電話　03-5395-5817

印刷所／製本所　中央精版印刷株式会社

表紙・本文デザイン　吉村朋子
編集協力　ブランクエスト

C0036

ISBN978-4-06-539391-8